U0351652

祛病 | 保健 | 延年

经络养生
全图解

王帅◎编著

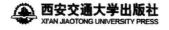

西安交通大学出版社
XI'AN JIAOTONG UNIVERSITY PRESS

图书在版编目（CIP）数据

经络养生全图解 / 王帅编著. —西安 ：西安交通
大学出版社，2016.11
ISBN 978-7-5605-9206-0

Ⅰ.①经… Ⅱ.①王… Ⅲ.①经络—养生（中医）—
图解 Ⅳ.①R224.1-64

中国版本图书馆CIP数据核字（2016）第291162号

书　　名	经络养生全图解
著　　者	王　帅
责任编辑	张沛烨　张雪冲

出版发行	西安交通大学出版社
	（西安市兴庆南路10号　邮政编码710049）
网　　址	http://www.xjtupress.com
电　　话	（029）82668805　82668502（医学分社）
	（029）82668315　（总编办）
传　　真	（029）82668280
印　　刷	廊坊市华北石油华星印务有限公司

开　　本	880mm×1280mm　1/32　印张　7.5　字数　150千字
版次印次	2017年3月第1版　　2017年3月第1次印刷
书　　号	ISBN 978-7-5605-9206-0/R•1476
定　　价	39.80元

读者购书、书店添货、如发现印装质量问题，请通过以下方式联系、调换。
订购热线：（029）82665248　82665249
投稿热线：（029）82668805
读者信箱：medpress@126.com

前　言

懂点经络养生，积累健康资本

中医认为，人体经络是一套具有强大自我调节能力的系统，五脏六腑都通过经络紧密相连，相互影响。

一直以来，中医就将经络以及经络上的穴位当做人体大药来使用。有句中医术语叫"诸病于内，必形于外"，就是说，只要观察一下我们哪条经络有不正常的反映，就可以知道哪个脏腑器官出现了问题。不仅如此，通过对经络的按摩或者是刺激，还可以达到养生祛病的目的。

可以说，经络是人体的生命之河。经络疏通，你就能够祛病强身；经络阻滞，你就会百病缠身，伤痛不断。所以《黄帝内经》中才说："经脉者，所以能决死生，处百病，调虚实，不可不通。"这就充分说明了经络养生的重要性。

本书共有六章，系统而又生动地从经络养生保健原理、基本手法入手，针对具体的健康问题进行了详细地解说。语言通俗易懂、内容丰富实用。愿在本书的指导下，使更多的人在业余时间里轻松享受到经络养生的功效与乐趣。

年过五十之后，我就偶感头晕目眩，据说是脑部供血不足引起的。自学了经络养生知识后，我开始每天用十指梳头，因为人体许多经络都聚集于头部，梳头能疏通头部经络，增强血液循环，醒脑明目。坚持了一段时间后，效果果然不错。不仅整个人气血通畅了，头脑清醒，头皮光滑，还防治了秃发和白发。难怪古人说梳头"能常行之，发不落而生"。

——合肥退休教师 黄学斌

去年有很长一段时期，我每天早晨四点多钟就醒了，之后就睡不着，以致白天一整天精神都很不好。

学习了经络养生知识后，我每天睡前用热水泡脚时，用力搓脚上的穴位，特别是涌泉穴，还有三阴交穴等。泡完脚，再对涌泉穴进行按摩。右手搓左足，左手搓右足，都搓到发热为止。此外，还要按推推眉弓，按按太阳穴。

这样持续了一段时间后，就可以一觉睡到天亮了。睡眠一好，胃口也跟着好了，整个人都精神起来。

——家庭主妇 一叶知秋

目　录

第三章　经络养生赶走亚健康 / 107

第四章　经络养生保健效果好 / 139

第一章

了解经络养生

我们在读武侠小说的时候，经常会碰到任督二脉、点穴之类的称谓，似乎打通任督二脉是练成绝世神功的关键，而点住穴位则可以控制人体全部或某一部位的功能。对于一般人来说，这些可能有些神秘莫测，但如果略懂一些中医就会知道，这其实也不全是没有依据的。虽然小说中对经络的作用有艺术夸大的成分，但人体的经络确实是存在的，而且对强身健体起着至关重要的作用。

经络，生命气血的运输线

经络究竟是什么呢？实际上，经络是经脉和络脉的总称。它不像心脏、肝脏、血管、四肢等具体存在的器官一样，它是人体内部遵循一定线路、互相联系、传输气血的隐性系统。即便解剖也看不见，但经络一旦找到，人体却能有所感觉。形象地说，人体就像一座城市，而经络就如同城市中的各种管道。在这些管道中，大的主干叫经脉，小的分支叫络脉。它们纵横交错，遍布全身，向内连接着人体的五脏六腑，向外沟通着人体的四肢百骸、五官九窍。总之，经络将人体各部分组织器官联系成为一个富有生机和活力的有机整体。

除连接人体脏腑器官外，经络还有一个重要的作用，那就是运输气血。气血是人体中营养五脏六腑、抵御外部风邪、提高人体免疫力的精微物质，它们在人体中不断运动变化，使人体产生了各种生理活动，而气血之所以能畅通无阻地通达全身，全都依赖于经络的传输功能。

中医有句术语叫"诸病于内，必形于外"，就是说既然经络在人体内循行，那么只要观察一下我们那条经络有没有不正常的反映，就可以知道身体的哪个部位出了问题。它有时表现为局部性的，有时表现为全身性的。如《灵枢·邪客》篇中说："肺心有邪，其气留于两肘；肝有邪，其气留于两腋；脾有邪，其气留于两髀（大腿）；肾有邪，其气留于两腘（膝盖后弯腿处）。"至于全身性症状，则有"太阳病发热恶寒，少阳病寒热往来，阳明病但恶热不恶寒"的说法。不仅如此，通过对经络的按摩或刺激，还可达到养生祛病的目的。可以说，经络是人体的生命之河，我们必须及时地进行疏通，才能祛病强身，常保健康。

由于经络在人体的分布极为复杂，人体各部位又相互关联，所以用经络治病并不像我们想象的那样简单，并不是哪个部位出现病变后刺激相应经穴就可以了。中医在治疗某些疾患时，常常不仅是治产生病痛的这个脏器，而是同时也特别重视与其有关的另一些脏器。例如，治疗肺结核，常用补肾的方法；治疗肾炎，常常用运脾或宣肺的方法；目疾不治目而用补肝的方法；口舌生疮，可以清泄小肠之火；大便泄泻，采用调治膀胱或补肾的治法。又如，针灸治疗高热疾患，常取大椎穴退热，因为大椎穴是诸阳交会穴；阳气不足，可温灸关元穴，因关元为三阴之会，又是肾间动气所系的穴位。此外，如头顶痛，取足小趾至阴穴；泄泻及脱肛，取头顶百会穴；呼吸器官疾患，取手大肠经的曲池、合谷穴；肝炎取胆经的阳陵泉、丘墟穴；三阴交主治妇女月经病等，这类例子不胜枚举。

近代医家发现的一些压痛点、皮肤活动点及过敏带等，也是对经络反映作用的印证。有人认为，某些压痛点与皮肤活动点和经络腧穴不尽相符，事实上，这是因为经穴仅仅是经络学说中的一部分，它还包括经别、奇经、经筋、皮部以及标本、根结之类。因此，经络在人体中的分布，不仅仅是"线"或"点"，还应从"面"的角度来理解。这也就涉及当代一些养生专家提到的"反射区疗法"，它并不是一种全新的疗法，只不过是经络疗法的延伸，它之所以能够起到保健作用，就是因为人体内存在着经络。

总而言之，人体经络包括点、线、面三个部分。所谓点，除了囊括360多个经穴之外，还有很多奇穴，另有天应穴、不定穴等，所谓"人身寸寸皆是穴"，其多不可胜数；所谓线，有正脉、支脉、别脉、络脉、孙脉、奇脉及经隧等各种纵横交错和深浅密布的循行径路；所谓面，从肢体的皮肉筋骨和脏腑组织，都有一般的分布和特殊的联系。它们共同具有反映病候、传导病邪、接受刺激、传递药性、指导治疗的作用，只要方法应用得当，我们完全可以利用经络达到祛病强身的目的。

经络"决生死、处百病"

在学习任何一门学问前，都要先学习它的基础知识，就好似盖高楼之前，要打上地基一样。中医也不例外，如果说中医是一座大楼，那么经络就是其坚实的地基。

对于经络的重要作用，我国历代医家在各种文献中都有论述。如《黄帝内经》中就有："经脉者，所以决死生，处百病，调虚实，不可不通。"《灵枢·经脉》篇说"夫十二经脉者，人之所以生，病之所以成，人之所以治，病之所以起，学之所始，工之所止也。"也就是说，人生下来、活下去、生病、治病的关键都是经络。

那么，经络对人体健康来说究竟起到什么的作用呢？

1. 联络脏腑，沟通全身

经络可以把人的内脏、四肢、五官、皮肤、肌肉、筋和骨等所有部分都联系起来，就好像地下缆线把整个城市连接起来一样。经络畅通，身体才能保持平衡与统一，才能维持正常的生理活动。

2. 运行气血，营养脏腑

在城市中，天然气需要用管道输送到各个地方，同样，气血也要通过经络输送到身体各处，滋润全身上下内外，这是经络的第二个作用。每个人的生命都要依赖气血维持，经络就是气血运行的通道。只有通过经络系统把气血等营养输送到全身，人才能有正常的生理心理活动。

3. 抗御病邪，保卫机体

外部疾病侵犯人体往往是从表面开始，再慢慢向里发展，也就是先从皮肤开始。经络内外与皮肤相连，可以运行气血到表面的皮肤，好像砖瓦一样垒成坚固的城墙，每当外敌入侵时，经络首当其冲地发挥其抵御外邪、保卫机体的屏障作用。

4. 反映内在，以表知里

疾病也有从内生的，"病从口入"就是因为吃了不干净的东西，使身体内的气血不正常，从而产生疾病。这种内生病首先表现为内脏的气血不正常，再通过经络反映在相应的穴位上。所以经络穴位还可以反映人内在的问题，中医称之为"以表知里"。

5. 刺激经络，调整气血

人的潜力很大，我们的肝脏只有 1/3 在工作，心脏只有 1/7 在工作……如果它们出现问题，我们首先要做的是激发、调动身体的潜能。按照中医理论，内脏跟经络的气血是相通的，内脏出现问题，可以通过刺激经络和体表的穴位调整气血虚实。这也是针灸、按摩等方法可以治疗内科病的原因。

嘴不但能吃饭，还能吃进细菌，这又成为疾病感染的途径。经络也一样，它可以运行气血，行使上面说的那些功能，还是人在生病后使疾病从外向里"走"的路。我们知道了它们的循行规律，就可以利用这一点来预防疾病的发展。这就好比敌人来偷袭，我们知道了它的行军路线，就可以提前做好防护准备。

经络超越了循环系统、血液系统和神经系统等各种分类，它承载着人体的气血精微，并将气血精微运输到人体各处，使人体体表、脏腑、五官、九窍、皮肉、筋骨均能受到温养濡润，又可以将阻滞不通的人体垃圾带走。这样就既保证了身体有效地运转，又可以避免疾病出现而产生痛苦。中医说经络"行气血而营阴阳"，就是对经络的集大成作用的概括。所以从中医的角度看，经络的运行使营卫之气密布全身，在内调五脏和六腑，在外抗御病邪、保卫机体，这样人体就百病不生了。

可以说，经络是我国古代中医最神奇的发明，他们利用自己的临床实践揭开了经络的秘密，并利用经络来治病疗疾。而对于那些对中医没有精深研究的人来说，是无缘掌握并体会经络之神奇的。

我们如何能感觉到经络

一直以来，西医都以"看不见，摸不着"的理由来否定经络的存在。这是因为，人们用现代生物医学的方法对人体进行解剖后，即使用高倍率的显微镜从表皮到深部组织进行广泛的搜索，都没有见到有异于周围组织的"经络管状结构"。

那么，经络真的存在吗？事实上，国内很多医学专家、科学家都通过不同的方式，用现代科学验证了经络的存在。

我国经络学界的巨子祝总骧教授和他的团队利用皮肤电阻抗测试法发现，当探测电极触及人体经脉时，电阻会突然下降，出现一个低电阻点。将这些点连成一条线，正好和古代经脉线相一致。

我国著名皮肤科专家、经络学者李定忠教授观察了 305 例循经皮肤病，发现皮肤的理论性病变沿经络循行路线产生。这一发现在国际医学界引起巨大震动，日本还专门为李教授出版了专著《经络现象》。

中国科学院的一位科学家还设计了一套能测得几个光子的高度敏感仪器，发现隐性经络线是一些善于发光的线，它们发出的光子是非经络线的 2.5 倍。隐性经络是些低电阻线，其电阻比两侧的皮肤低；隐性经络线具有特殊的导音和发音性能，振动后能像琴弦那样发出高亢洪亮的声音；隐性经络线皮肤表面的温度有时与非经络线有很大的差别；注射示踪元素到皮下的经络线上，示踪元素将在经络线上沿经扩散。

经络畅通了，健康也会变得顺畅

中医认为"不通则痛"，身体的各种不适实际上都是源于经络不通，所以打通经络就成了获得健康的必经之路。只要经络畅通，气血往复循环，自然就百病不生。

我们可能都有过这样的经验，有时坐的时间长了，腰背会酸痛；走路时间长，可能感到双腿发困发沉。于是，我们就会不由自主地做出捶腰、拍肩、捶腿、揉腿等动作，很快身体就会觉得舒服了，这实际上就是最简单的畅通经络的方法。

不过，其实这还是没有发现刺激经络的好处。因为这种简单的捶打带来的舒服是非常短暂的，而且会越来越感到效果没有以前的明显。这些都是方法太过简单，而使刺激没有针对性，应注意结合经络的理论，这样既能让效果持久地延续下去，还能准确定位，有的放矢。例如经络里的肺经走行到肩部，脾经走行在腿部，当肩背酸痛的时候按按肺经的脉络和穴位，当腿酸腿软的时候推一推脾经的走向，敲打一下穴位。这些都是非常容易的操作，效果又极其的明显，可以立即缓解疲劳的感觉，让身体倍感轻松。

当然，除了这种有针对性的经络调理之外，日常生活中的一些习惯也能使经络畅通，从而达到保健的作用。比如，有些人一到冬天就有手脚冰凉的毛病，需要戴很厚的手套、穿很厚的棉鞋才能起到御寒的作用。我们知道，经络的根在脏腑，而末梢在指趾，所以天地的寒气会从我们的手足进入身体。但是，经络气血在体内的正常流通是需要恒定的温度的，中医认为寒则凝，就是说，寒气会让经络气血流通不畅。如经络轻度堵塞就会让人患感冒、头痛等病；如果手足长期接触寒气，经络严重堵塞的话，就会得腱鞘炎、关节炎等疼痛难忍又很难痊愈的病。

在医院骨科可以看到，很多得了腱鞘炎、手足关节肿痛的中老年妇女多是由于她们不注意手足的保暖，经常大冬天接触冷水，寒气长时间郁闭经络造成的。寒气一般都是从手、足、口进入人体的，比如经常吃生冷的东西，大冬天经常用冷水洗东西，平时爱打赤脚。这些生活上不注意的小细节都会让寒气有机可乘，侵犯人体经络使人致病。所以，我们只要平时注意手足的保暖，经常用热水泡脚，炎热的夏天不要长时间待在空调屋里，冬天注意戴手套，杜绝寒凉的食物，我们的经络就会畅通无阻，永远生机勃勃。

除此之外，保持经络畅通还有一个非常简单的运动，那就是步行。中医认为，"走为百炼之祖"，人的五脏六腑在脚上都能找到相应的穴位。走路时，脚掌不断与地面接触，刺激脚底反射区，使对应的器官加快了新陈代谢，从而达到健身目的。世界卫生组织也有"最好的运动是步行"之说。可是要想达到理想的锻炼效果，走路的技巧不可忽视。

（1）走路时姿势要正确，如头要正，目要平，躯干自然伸直（沉肩，胸腰微挺，腹微收）。这种姿势有利于经络畅通，气血运行顺畅，使人体活动处于良性状态。

（2）步行时身体重心前移，臂、腿配合协调，步伐有力、自然，步幅适中，两脚落地要有节奏感。

（3）步行过程中呼吸要自然，应尽量注意腹式呼吸的技巧，即尽量做到呼气时稍用力，吸气时自然，呼吸节奏与步伐节奏要配合协调，这样才能在步行较长距离时减少疲劳感。

（4）步行时要注意紧张与放松、用力与借力之间相互转换的技巧，也就是说，可以用力走几步，然后再借力顺势走几步。这种转换可大大提高步行的速度，并且会感到轻松，节省体力。

（5）步行时，与地面相接触的一只脚要有一个"抓地"动作（脚趾内收），这样对脚和腿有促进微循坏的作用。

（6）步行快慢要根据个人具体情况而定。研究发现，以每分钟走 80~85 米的速度连续走 30 分钟以上时，防病健身作用最明显。

值得注意的是，所谓的"饭后百步走"，只适合那些平时活动较少、长时间伏案工作、形体较胖、胃酸过多的人，这类人饭后散步 20 分钟，有助于减少脂肪堆积和胃酸分泌，对健康有利。而对那些体质较差、体弱多病的人来说，则提倡"饭后不要走"，这些人不但饭后不能散步，就连一般的走动也应减少，最好平卧 10 分钟。因为胃内食物增加，胃动力不足，此时如果活动就会增加胃的震动，更加重其负担，严重时还会导致胃下垂。

经络总系统：经脉和络脉

经络实际上是"内连五脏六腑，外连筋骨皮毛"，在人体中纵横交错地形成了一个有机的整体，而身体的气血精微都运行于经络当中。它就像人体内的河流，从大河到小溪，分布于身体不同的位置，所有的脏腑和器官都通过它相互联系。

按照中医的解释，经络实际上分别指两种系统，其中大的为经脉，就像人体内的二环路，宽广连接重要的部位；小的叫络脉，仿佛主路旁的辅路，既是对主路的补充，又可以增加细微之处的联系。

经脉又有"正经"和"奇经"之分，正经有十二条，包括手三阴经（手太阴肺经、手厥阴心包经、手少阴心经）、手三阳经（手阳明大肠经、手少阳三焦经、手太阳小肠经）、足三阳经（足阳明胃经、足少阳胆经、足太阳膀胱经）、足三阴经（足太阴脾经、足厥阴肝经、足少阴肾经）。奇经有八条，即任脉、督脉、冲脉、带脉、阴跷脉、阳跷脉、阴维脉、阳维脉，通常称作"奇经八脉"。在奇经八脉中，只有任脉和督脉有独立所属腧穴，其他六脉皆与十二正经共用腧穴，故有人又将任督二脉与十二经合称为"十四经"。

十二正经、奇经八脉是经络系统的两大重要支柱。古人把十二正经比喻成奔流不息的江河，把奇经八脉比喻成湖泊，这样的比喻恰如其分。通常十二正经的气和血奔流不息时，奇经八脉也会很平静地正常运行，而一旦十二正经气血不足流动无力时，奇经八脉这个湖泊储存的"水"就会补充到江河中；反之，十二正经里的气血太多、太汹涌了，湖泊也会增大储备，使气血流动平缓，只有这样，人的身体正常功能才会平衡。从医学上来说，奇经八脉对全身经脉实际上起着联络和调节气血盛衰的作用。奇经八脉和十二正经就是要相互间调节、相互配合，才能保证身体的平安无事，就像土地跟大自然的降雨配合才能保证庄稼的收成。

络脉是经脉的分支，有别络、浮络和孙络之分，起着人体气血输布的作用。别络是其中最大的部分，别络的名称来源于本经别走邻经之意，十二经脉和任督二脉各自别出一络，加上脾之大络，共计15条，称为十五络脉，分别以十五络所发出的腧穴命名，具有沟通表里经脉之间的联系，以及统率浮络、孙络，灌渗气血以濡养全身的作用。从别络分出最细小的分支称为"孙络"，它的作用同浮络一样输布气血，濡养全身。在全身络脉中，浮行于浅表部位的称为"浮络"，它分布在皮肤表面，主要作用是输布气血以濡养全身。

所以，人体经络运行图仿佛一张城市道路交通图一样，循行全身。有了这些主干和分支，气血就可以在这些道路上有机地往复循行。一旦经络出现问题，不通畅了，身体里的气血就会出现堵车，再严重的话，整个交通也就瘫痪了，人体也就生病了。平时我们一定要保持这些道路的通畅，只有这样才能保持健康。

十二正经：流动在身体中的河流

人体的十二经脉又被称为"十二正经"，可以说是经络的主干线，它就像人体中的河流，连接着五脏六腑，并滋养全身。十二经脉对称地分布于人体的两侧，并循行于上肢或下肢的内侧及外侧，每一条经脉分别归于一个脏或一个腑。所以，十二经脉的名称包括三部分，即手或足经、阴或阳经、脏或腑经，如手太阴肺经。一般来说，手经行于上肢，足经行于下肢；阴经行于四肢内侧而属脏，阳经行于四肢外侧而属腑。下面，我们就从十二经脉在体表的分布开始，对它的方方面面进行一个详细的了解。

❦ 十二经脉的分布规律

头面分布：阳明经行于面部、额部；太阳经行于面颊、头顶及后头部；少阳经行于头侧部。

躯干分布：手三阳经行于肩胛部；足三阳经中的足阳明经行于前（即胸腹面）、足太阳经行于后背、足少阳经行于身侧面；手三阴经均从腋下走出；足三阴经则均行于腹面。循行于腹面的经脉，其排列顺序，自内向外为足少阴经、足阳明经、足太阴经、足厥阴经。

四肢分布：四肢内侧为阴，外侧为阳，各分三阴三阳。上肢内侧面前缘及大指桡侧端，为手太阴，内侧面中间及中指端，为手厥阴；内侧面后缘及小指桡侧端，为手少阴。次指桡侧端至上肢外侧前缘，为手阳明；无名指侧端至上肢外侧面中间，为手少阳，小指尺侧端至上肢外侧后缘，为手太阳。下肢外侧前缘及次趾外侧端，为足阳明；外侧中间及第四趾外侧端为足少阳，外侧后缘及小趾外侧端，为足太阳。大趾内侧端及下肢内侧中间转至前缘，为足太阴；大趾外侧端及下肢内侧前缘转至中间，为足厥阴；小趾下经足心至下肢内侧后缘，为足少阴。

🦋 十二经脉的表里属络关系

十二经脉在体内与脏腑相连属，其中阴经属脏络腑，阳经属腑络脏，一脏配一腑，一阴配一阳，形成了脏腑阴阳表里属络关系，即手足太阳与少阴为表里、手足少阳与厥阴为表里、手足阳明与太阴为表里。相为表里的两条经脉，都在四肢末端交接，并分别循行于四肢内外两个侧面的相对位置。相为表里的经脉分别络属于相为表里的脏腑，如手太阴属肺络大肠，手阳明属大肠而络肺；足少阴属肾络膀胱，足太阳属膀胱络肾等。

❦ 十二经脉的流注次序

十二经脉的流注是从手太阴肺经开始，阴阳相贯，首尾相接，逐经相传，到肝经为止，从而构成了周而复始、如环无休的流注系统。将气血周流全身，起到濡养的作用。其次序是手太阴肺经在食指端流注于手阳明大肠经，并依次为：经鼻翼旁流注于足阳明胃经，经足大趾端流注于足太阴脾经，经心中流注于手少阴心经，经小指端流注于手太阳小肠经，经目内眦流注于足太阳膀胱经，经足小趾端流注于足少阴肾经，经胸中流注于手厥阴心包经，经无名指端流注于手少阳三焦经，经目外眦流注于足少阳胆经，经足大趾流注于足厥阴肝经，经肺中则流注于手太阴肺经，完成一个循环（详见下表）。

十二经脉的流注次序表

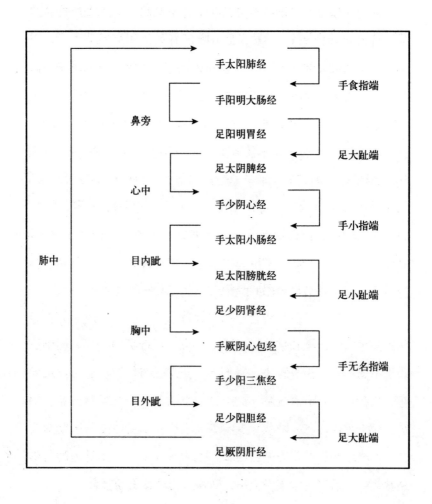

🔱 奇经八脉：人体中的湖泊

奇经八脉与十二正经不同，既不直属脏腑，又无表里配合关系，其循行别道奇行，故称奇经。奇经八脉互相交错地循行，对于十二经脉就好像一个湖泊，分别统摄有关经脉气血、协调阴阳的作用。当十二经脉及脏腑气血旺盛时，奇经八脉就能够蓄积多余的气血；人体功能活动需要时，奇经八脉可以渗灌供应气血。

奇经八脉分别为督脉、任脉、冲脉、带脉、阴维脉、阳维脉、阴跷脉、阳跷脉。其中，督脉、任脉、冲脉这三条经脉，同是起源在人体的胞中，就像三胞胎一样，所以叫"一源三岐"。但是这个三胞胎各自延伸，每条经脉走行的方向都完全不一样，督脉行于腰背正中，上抵头面；任脉行于胸腹正中，上至颏部；冲脉与十二正经的足少阴肾经一同上行，最后环绕口唇。

除此之外，带脉是所有经脉中最特殊的一个，人体的其他经脉都是纵向的，唯独带脉起于胁下，横向环行腰间一周。阴维脉起于小腿内侧，沿着腿股内侧上行，到咽喉与任脉会合。阳维脉起于足跗外侧，沿着腿膝外侧上行，至颈部后面与督脉会合。阴跷脉起于足跟内侧，随着足少阴等经上行，到目内眦与阳跷脉会合。阳跷脉起于足跟外侧，随着足太阳等经上行，到目内眦与阴跷脉会合，沿着足太阳经上额，到颈后与足少阳经会合。

　　在奇经八脉中，冲脉、带脉、阴维脉、阳维脉、阴跷脉、阳
跷脉六脉腧穴，都寄附于十二经与任脉、督脉之中，只有任、督
二脉各有其所属腧穴，因此又与十二经相提并论，合称为"十四
经"。下面，再为大家详细说一说督脉和任脉。

　　督脉，"督"有总管、统率的意思，督脉总管人体一身的阳
气，人体的六条阳经都交会于此，而督脉又有调节全身阳经气血
的作用，所以督脉被称为"阳脉之海"。循行见下图。

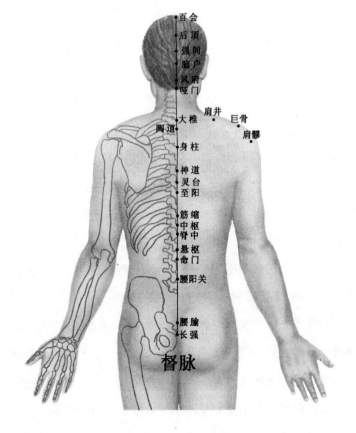

督脉

督脉起于胞中，下出会阴，主干主要循行在人体后背正中线和头正中线，就是顺着脊梁骨从下往上走，一直到嘴，与脑和脊髓都有密切联系。"脑为髓海"，"头为诸阳之会"，"背为阳"，督脉的循行特点决定了它对全身阳气具有统率、督领作用。平时要是能抬头挺胸，就能激发督脉的经气，使人看上去很有精、气、神。比如说大椎是手足三阳经和督脉交会的地方，因此，也被称为"诸阳之会"，可以用来治疗各种热病。督脉腧穴随其分布部位的不同，可以疗治各种脏腑疾病，如肛门部、阴器、肠腑、腰部、胞宫、膀胱、背部、胃、肺、心、头项部、鼻面部等病证。

督脉总督六条阳经，阳气有卫外的作用，也就是说可以保护我们的身体，因此，疏通督脉可以增强我们的抵抗力，不容易生病。

任脉为阴脉之海，可濡养周身，又由于任脉跟女子的生育功能有关，有调节月经、孕育胎儿的作用，是人体的生养之本。

任脉是人体奇经八脉之一，任脉的"任"字，有担任、妊养的含义。任脉循行于人的前正中线，凡精血、津液均为任脉所司，也就是说，任脉对全身阴经脉气有总揽的作用。如足三阴与任脉交会于中极、关元，阴维与任脉交会于天突、廉泉，冲脉与任脉交会于阴交，足三阴经脉上交于手三阴经脉。任脉的循行路线和人体的生殖系统相对应，而且从古至今这条经的穴位都是要穴，比如关元和气海，不仅能够强身健体，还能调节人的性激素的分泌，促进性功能的发达。循行见下图。

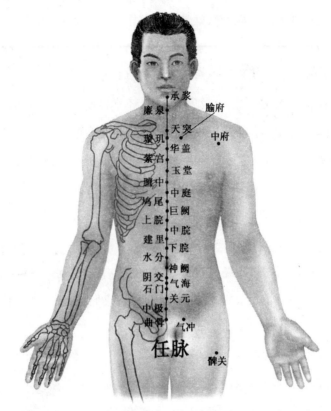

任脉不仅对诸多女性生殖系统疾病有治疗作用，还与人的衰老有密切的联系。在日常生活中要注意保养任脉，疏通任脉就能达到缓解衰老的神奇功效。这种说法并不是在夸大经络的作用。

腧穴：运输气血的中转站

腧穴是人体输注气血、反映病侯、防治疾病的重要部位。"腧"就是传输的意思，"穴"说明这个部位存在着空隙，所以一般都用"穴位"来称呼。实际上，穴位就是每条经络上最突出的地方，穴位对经络的重要性就如同经络对于人体的重要性。它位于经脉之上，而经脉又和脏腑相连，穴位、经脉和脏腑之间就形成了立体的联系。当然，穴位就成了这个相互联系的体系中最直接的因素，通过穴位可发现身体存在的问题，更可以利用它们来治疗疾病，保持身体的健康。

按照中医基础理论，人体穴位主要有四大作用，首先它是经络之气输注于体表的部位；其次它还是疾病反映于体表的部位，当人体生理功能失调的时候，穴位局部可能会发生一些变化，比如说颜色的变红或者变暗，或者局部摸起来有硬结或条索状的东西等；再者我们可以借助这些变化来推断身体到底是什么部位出了问题，从而协助诊断；最后，当人体出现疾病的时候，这些穴位还是针灸、推拿、气功等疗法的刺激部位，当然我们也可以用这些穴位来预防疾病的发生。

有专家说，正是由于腧穴的发现，才最终确立了经络学说，这种说法是有一定道理的。在远古时代，没有医生，没有医院，没有先进的设备，更没有灵丹妙药，当我们的祖先身体不舒服的时候，发现在病痛的局部按按揉揉，或者用小石头刺刺，小木棍扎扎，就能减轻或者消除病痛。其实这种"以痛为腧"的取穴方式，就是腧穴的原型。后来通过实践活动，古代人对腧穴有了进一步的认识，知道了按压哪个位置能起到什么样的治疗作用，为了便于记忆，便于交流，还给它们起了名字。在公元前1世纪的时候，有名字的穴位大概有160个。

随着对穴位主治功能认识的不断积累，古代医家发现这些穴位不是孤立的，这些穴位位于"经络"——能量的通路上，通过经络与脏腑相通。历代医家不断整理，到了清代，有名的穴位一共有361个，包括52个单穴，309个双穴。这361个穴位位于十二经和任、督二脉之上，有固定的名称和固定的位置。这也是我们现代人常说的"经穴"，或者"十四经穴"。

还有一些穴位，也有自己的名字，有固定的位置，但是却不属于十四经，它们属于另外一个系统，那就是"经外奇穴"，简称"奇穴"，其中也包括许多近代发现并获得认可的新穴，比如说四缝、八风、十宣、定喘等，常用的奇穴有40个左右。

其实还有一类穴位，没有固定的名字，也没有固定的位置，这就是"阿是穴"。相传在古时有中医为患者治病，但一直不得其法。有一次无意中按到病者某处，病者的痛症得到舒缓。医者于是在该处周围摸索，病者呼喊"啊……是这里，是这里了。"

医者加以针灸，果然使疾病好转。于是把这一个特别的穴位命名为"阿是穴"，其实就是病痛局部的压痛点或者敏感点，这种叫法最早见于唐代。

可以看出，人们对腧穴的认识是不断发展的，关于究竟有多少穴位这个问题，也是在不同时代有着不同的答案。

第二章

经络养生治疗 30 种常见病

《黄帝内经》载，"经脉者，所以行气血，营阴阳，决死生，处百病，调虚实，不可不通。"这句话的意思是说生命是否存在，决定于经络；疾病之所以发生，是由于经络出了问题；疾病之所以能够治疗，也是由于经络的调控作用。

经络学说是我国古代的伟大发明，它是我们人体中一个无形的调度、控制系统，在人们不知不觉之间控制和决定着人体的健康。

🐛 糖尿病

【病证描述】

糖尿病是一种比较常见的内分泌代谢性疾病。该病发病原因主要是由于胰岛素分泌不足，以及胰升高血糖素分泌过多。多见于 40 岁以上喜食甜食而肥胖者，与遗传有关。少数患者与病毒感染和自身免疫反应有关。

在临床上，糖尿病以高血糖为主要特点，典型病例可出现多尿、多饮、多食、消瘦等表现，即"三多一少"症状，血糖一旦控制不好会引发并发症，导致肾、眼、足等部位的衰竭病变，严重者甚至会造成尿毒症。

现代医学将糖尿病分为四大类，即 1 型糖尿病、2 型糖尿病、妊娠糖尿病及其他特殊类型糖尿病。在糖尿病患者中，2 型糖尿病所占的比例约为 95%。

【经络疗法】

1. 推拿疗法

（1）患者俯卧，术者施用一指禅推法沿背部足太阳膀胱经自膈俞到脾俞上下往返治疗，重点在脾俞穴，时间约 15 分钟。

（2）按揉脾俞、肝俞、胆俞，肾俞、三阴交等穴（其中脾俞、三阴交各按揉3分钟，肝俞，胆俞、肾俞各按揉1分钟）。

（3）用轻柔而快速的推法在背部两侧足太阳膀胱经治疗，重点在脾俞穴，时间约5分钟。

（4）直擦督脉（大椎至十七椎）及足底涌泉穴，横擦腰部肾俞和骶部八髎，均以透热为度。

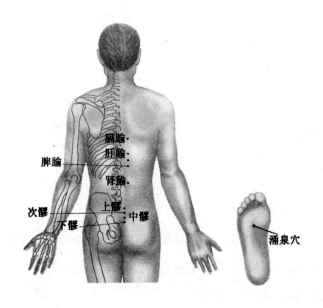

脾俞

膈俞
肝俞
肾俞

次髎
下髎
上髎
中髎

涌泉穴

2. 刮痧疗法

（1）用面刮法自上而下刮拭脊椎胰腺对应区（脊椎第8胸椎至第2腰椎及两侧3寸宽的范围）。

（2）用平刮法由内向外刮拭左胁肋部胰腺体表投影区和左背部胰腺体表投影区。

（3）点揉中脘、水分、关元、气海、阳池，以局部有酸痛胀感为度。

（4）用平面按揉法或面刮法刮拭足三里，三阴交。并用推刮法刮拭下肢内侧糖尿病结节（位于小腿内侧中点，胫骨后缘的疼痛敏感点）。

【日常护理】

（1）不暴饮暴食，吃饭要细嚼慢咽，多吃蔬菜，尽可能不在短时间内吃含葡萄糖、蔗糖量大的食品。

（2）性生活有规律，防止感染性疾病。

（3）不要吃过量的抗生素。有些病毒感染和过量抗生素会诱发糖尿病。

（4）多加锻炼身体，少熬夜。

（5）糖尿病患者不能吃糖是指日常饮食不能直接食用蔗糖和葡萄糖，果糖是可以吃的，果糖的分解不需要胰岛素的参与。但是蜂蜜的主要成分是果糖与葡萄糖，请患者慎食蜂蜜。

高血压

【病证描述】

高血压是一种以动脉血压持续升高为主要表现的慢性疾病。

在静息状态下，成人正常收血压≤18.7kPa（140mmHg），舒张压≤12.0kPa（90mmHg）。凡收缩压≥18.7Kpa（140mmHg）或舒张压≥12.0kPa（90mmHg）的，均称为高血压。

高血压可伴有心脏、血管、脑和肾脏等器官功能性或器质性改变的全身性疾病。然而，大部分高血压患者都没有明显的症状，所以很多人是在体检量血压时才发现的。当然，也有一部分人是在出现相关症状之后就医发现的，如头痛，尤其在太阳穴的两边痛，紧张时特别痛，而且痛时常有搏动的感觉。也有人会感到头晕、眼花、视物不清等，心胸部不适也有可能是症状之一，但不常见。

【经络疗法】

1. 推拿疗法

（1）用一指禅推法，从印堂直线向上推至发际，往返4~5次；再从印堂沿眉弓至太阳，往返4~5次；然后从印堂到一侧睛明，绕眼眶治疗，两侧交替进行，每侧3~4次。

（2）用揉法在额部治疗，从一侧太阳穴至另一侧太阳穴，往返3~4次；再用扫散法在头侧胆经循行部位，自前上方向后下方治疗，每侧约20~30次；然后用抹法在前额及面部治疗，配合按角孙、睛明、太阳。

（3）在头顶部用五指拿法，至颈项部改用三指拿法，沿颈椎两侧拿至大椎两侧，重复3~4次，配合按拿百会、风池。

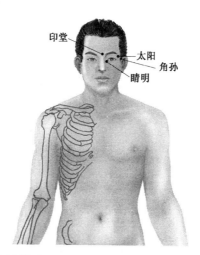

（4）用一指禅推法，从风府沿颈椎向下到大椎往返治疗；再在颈椎两侧膀胱经，用一指禅推法往返治疗；最后回至面部，用分法自前额至迎香往返操作 2~3 次。

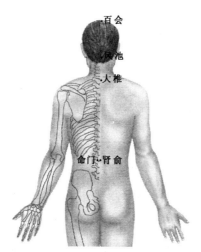

（5）横擦腰部肾俞、命门一线，以透热为度：直擦足底涌泉

穴，亦以透热为度。

2. 刮痧疗法

用玉石刮痧板刮拭患者的百会穴，感到头皮发热为止；用按压力大速度慢的手法，面刮颈部血压点，并用刮痧板边缘垂直按压耳背降压沟。此方法可以缓解患者的高血压症状，调节血压状况。

3. 导引疗法

双足与两肩平宽，呈半蹲式，背靠墙壁或桌椅，两手平举，成弓形，两眼自然闭合，微露一线之光，舌抵上腭，排除杂念，意守丹田，缓慢呼吸，每次练功 5～10 分钟，早晚各练一次，能够移精转气，集中注意力，从而使血压下降。

【日常护理】

（1）高血压患者平时应注意精神上的调摄，保持心情开朗，多吃清淡之品如玉米粥、冬瓜汤、莲藕汤、丝瓜汤、水瓜汤，每周吃 2～3 次水鱼薏苡仁粥，可缓解老年高血压之头晕头痛、目眩耳鸣、夜难入寐等症状。

（2）在吃过午饭后稍稍活动，应小睡一会儿，一般以半小时至一小时为宜，老年人也可延长半小时。无条件平卧入睡时，可仰坐在沙发上闭目养神，使全身放松，这样有利于降压。

（3）睡前娱乐活动要有节制，这是高血压病患者必须注意的一点，如下棋、打麻将、打扑克要限制时间，一般以 1 至 2 小时为宜，要学习控制情绪，坚持以娱乐健身为目的，不可计较输赢，不可过于认真或激动，否则会导致血压升高。

（4）早晨醒来，不要急于起床，应先在床上仰卧，活动一下四肢和头颈部，伸一下懒腰，使肢体肌肉和血管平滑肌恢复适当张力，以适应起床时的体位变化，避免引起头晕。然后慢慢坐起，稍微活动几次上肢，再下床活动，这样血压不会有太大波动。

ᨳᨶ 骨质疏松

【病证描述】

骨质疏松是多种原因引起的一组骨病，骨组织有正常的钙化，钙盐与基质呈正常比例，以单位体积内骨组织量减少为特点的代谢性骨病变。在多数骨质疏松中，骨组织的减少主要由于骨质吸收增多所致。骨质疏松发病多缓慢，个别较快，以骨骼疼痛、易于骨折为特征。

现代医学研究发现，一般老年人都有不同程度的骨质疏松症。那么，为什么人老之后，骨质会疏松呢？《黄帝内经》中说，五脏之中，肾主藏精，主骨生髓。肾精可以生化成骨髓，而骨髓是濡养我们骨骼重要的物质基础，人过了五六十岁，肾气开始减弱，肾精不足，骨头中的骨髓就相对减弱，进入一种空虚的状态；骨髓空虚了，周围的骨质就得不到足够的养分，就退化了，疏松了。

【经络疗法】

1. 推拿疗法

骨质疏松症患者可选择内关、太渊、合谷三大穴位进行按摩，每个穴位按摩 50~100 次，每天 1 次，不要间断。

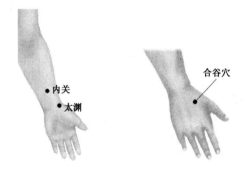

2. 导引疗法

（1）取坐位或站位，依次做颈椎的前屈、后伸、左右侧屈、左右旋转及环转等动作。注意动作应缓慢、柔和，运动到最大关节活动时维持 2 秒钟，每个动作 10 次，一天进行 2 次。本法适用于颈椎骨质增生。

（2）取站位，腰部左右旋转；取坐位，以左手碰右脚，右手碰左脚；仰卧起坐；取仰卧位，双髋双膝屈曲，双脚撑于床面，尽量将臀部抬离床面。每个动作重复 30 次，每天 2 次。本法适用于腰椎骨质增生。

（3）坐位，膝关节屈伸运动，也可根据自己的情况在踝关节处绑适度重量的沙袋，每次 50 下，每天 2 次；踩固定自行车，每天 30 分钟。本法适用于膝关节骨质增生。

【日常护理】

（1）骨质疏松患者最好的锻炼是每天走路，走到身上微微有汗，气血开始运动起来就行了，这时内在的废弃物已经排出了，这就达到目的了，不要大汗淋漓。

（2）平时多喝点骨头汤，最好是牛骨汤，因牛骨中含大量的类黏朊。熬汤时，要把骨头砸碎，以一份骨头五份水的比例用文火煮，大约煮 1~2 小时，使骨中的类黏朊和骨胶原的髓液溶解在汤中。

脂肪肝

【病证描述】

脂肪肝，是指由于各种原因引起的肝细胞内脂肪堆积过多的病变。引起脂肪肝的原因很多，主要是饮食不节，长时期饮酒，过分强调营养，追求高糖、高蛋白、高脂肪三高饮食。或一味减肥长期饥饿，也可造成肝内脂蛋白合成减少及肝细胞中脂蛋白释出障碍。或素有糖尿病、肥胖症以及药物等中毒性肝损害。

脂肪肝的临床表现多样，轻度脂肪肝有的仅有疲乏感，而多数脂肪肝患者较胖，故更难发现轻微的自觉症状。中重度脂肪肝有类似慢性肝炎的表现，可有食欲不振、疲倦乏力、恶心、呕吐、体重减轻、肝区或右上腹隐痛等，少数患者可出现脾大、蜘蛛痣和肝掌。由于患者转氨酶常有持续或反复升高，又有肝脏肿大，本病易误诊为肝炎，应特别注意鉴别。

【经络疗法】

推拿疗法

首先，患者取端坐位，用手指拍打自己两侧的足三里、阳陵泉穴，每个穴位 3 分钟。接着，保持端坐姿势不变，再用手指叩击两侧的郄门穴、三阴交穴，每个穴位 2 分钟。最后，在端坐的的基础上用手指按压百会穴 2 分钟。

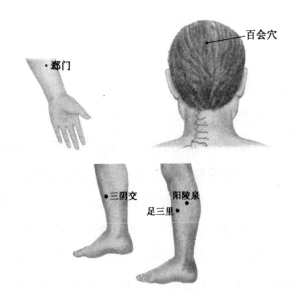

百会穴

郄门

三阴交
阳陵泉
足三里

【日常护理】

（1）整天坐办公室的人，如果能坚持每天多走一段路、多爬一次楼，对预防脂肪肝是有益的。

（2）在饮食上，要注意热量控制：男子 1 天饮食热量不超过 1800 千卡，女子不超过 1500 千卡；选用脱脂牛奶，烹调时尽量选用植物油，少食动物内脏、肥肉、脑髓等高脂肪、高胆固醇食物，少食煎、炸食物和甜食，每天盐的摄入量控制在 6 克以内。多吃含维生素、纤维素多的食物，蔬菜、水果、粗粮等；多饮水，以促进机体代谢及代谢废物的排泄。

牙痛

【病证描述】

牙痛是口腔疾患中的常见症状，其表现为牙龈红肿、遇冷热刺激痛、面颊部肿胀等。本病属于牙齿病证的外在反应，有可能是龋齿、牙髓或犬齿周围的牙龈被感染，前臼齿出现裂痕也会引起牙痛，有时候仅是菜屑卡在牙缝而引起不适，也可能是由鼻窦炎引发的。正如俗语所言"牙痛不是病，疼起来真要命"，本症发作时疼痛异常剧烈，常影响患者的饮食和睡眠，耽误工作。

在中医理论里，牙痛属"牙宣"、"骨槽风"范畴。根据致病原因，中医将牙痛分为实证与虚证两类，其中实证是由体内蕴热，过食辛辣厚味，复感风邪，侵袭阳明经络，郁而化火，火邪循经上炎而导致的；虚证多发生于肾阴不足之人，所谓"肾主骨，齿为骨之余，肾阴不足，阴虚生内热"，虚火上炎导致牙痛。

【经络疗法】

1. 推拿疗法

（1）前三齿上牙痛取迎香、人中，下牙痛取承浆；后五齿上牙痛取下关、颧突凹下处，下牙痛取耳垂与下颌角连线中点、颊车、大迎。以指切压，用力由轻逐渐加重，施压 15 ~ 20 分钟。本法适用于风热侵袭导致的牙痛，主要表现为：牙痛突然发作，阵发性加重，得冷痛减，受热加重，牙龈肿胀；形寒身热，口渴；舌红苔白或薄黄，脉浮数。

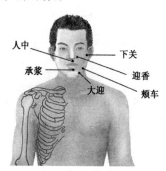

（2）按揉二间、内庭，症状立刻就会减轻很多。本法适用于胃炎上蒸导致的牙痛，主要表现是：牙痛剧烈，牙龈红肿或出脓血，得冷痛减，咀嚼困难；口渴口臭，溲赤便秘，舌红苔黄燥；脉弦数或洪数或滑数。

（3）每天刺激双侧合谷、手三里、太溪穴。其中，太溪宜在每天晚上泡脚后按揉，每次 5 分钟，合谷和手三里不定时地按揉可以帮助减轻疼痛。本法适用于虚火上炎导致的牙痛，其临床表现为：牙痛隐隐，时作时止，日轻夜重，牙龈暗红萎缩，牙根松动，咬物无力；腰膝酸软，五心烦热；舌嫩红少苔，脉细数。

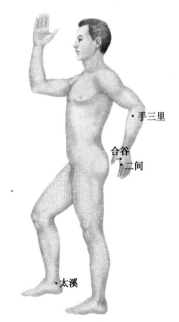

2. 其他疗法

取 10 克花椒，加入适量的水，煮约 5 分钟，加入一两左右的白酒，完全凉后，将花椒过滤掉，再把白酒花椒水倒入洁净玻璃瓶中备用。牙痛时，用洁净棉签蘸此水后放入牙痛的部位且咬住，很快就能止疼。

【日常护理】

（1）平时应注意饮食不宜过热或过冷，宜清淡食物，忌辛辣煎炒，以防火气加重。

（2）注意口腔卫生，养成"早晚刷牙，饭后漱口"的良好习惯。

（3）脾气急躁，容易动怒会诱发牙痛，故宜心胸豁达，情绪宁静。

（4）睡前不宜吃糖、饼干等淀粉之类的食物。宜多吃清胃火及清肝火的食物，如南瓜、西瓜、荸荠、芹菜、萝卜等。忌酒及热性动火食品。勿吃过硬食物，少吃过酸、过冷、过热食物。

近视眼

【病证描述】

长期近距离看事物，晶状体总是处在高度调节状态，同时，看近处物体时，两眼球会聚向鼻根方向，使眼外肌肉压迫眼球，天长日久就造成近视眼。

发生近视除遗传因素外，多与孩子不注意用眼卫生有关，如灯光照明不良、坐位姿势不良、常躺着看书、在颠簸的车上读报、课程负担过重、印刷品质量太差、看电视时间过长或距离太近等，其他因素有营养不良、微量元素的缺乏、龋齿等，都与近视的发生有一定关系。

由眼的调节器官痉挛所引起的近视，称假性近视。假性近视一般不需要配戴眼镜。经过及时治疗和注意保护，使睫状肌放松，视力可以恢复正常。但是，如果在假性近视阶段不引起重视，继续发展下去，就会变成真性近视，就必须用配戴眼镜来矫治。

【经络疗法】

1. 推拿疗法

当过度用眼而导致视力下降时，可轻缓地揉压劳宫、肝穴、腕骨三穴，每日早、中、晚三次，每次连续揉压 108 下，最后一下按压 10 秒左右。在实践中，遇到"眼睛感觉特别舒服"的时候，要稍加精心揉压、细细体会。只要坚持不懈，视力就会慢慢得到恢复。

2. 导引疗法

（1）转眼法：全身放松，清除杂念，二目睁开，头颈不动，独转眼球。先将眼睛凝视正下方，缓慢转至左方，再转至凝视正上方，至右方，最后回到凝视正下方，这样，先顺时针转 9 圈。再让眼睛由凝视下方，转至右方，至上方，至左方，再回到下方，这样，逆时针方向转 9 圈。总共做 4 次。每次转动，眼球都应尽可能地达到极限。这种转眼法可以锻炼眼肌，改善营养，使眼灵活自如，炯炯有神。

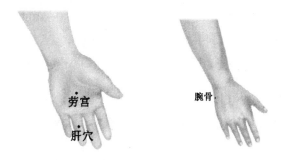

劳宫

肝穴

腕骨

（2）眼呼吸凝神法：全身放松，二目平视前方，徐徐将气吸足，眼睛随之睁大，稍停片刻，然后将气徐徐呼出，眼睛也随之慢慢微闭，连续做 9 次。

（3）熨眼法：此法最好坐着做，全身放松，闭上双眼，然后快速相互摩擦两掌，使之生热，趁热用双手捂住双眼，热散后两手猛然拿开，两眼也同时用劲一睁，如此 3～5 次，能促进眼睛血液循环，增进新陈代谢。

【日常护理】

（1）平时少吃甜食。甜食中含有大量糖分，人体摄入糖的含量达到 6 克，就会大量消耗体内存在的维生素 B1，从而影响机体对眼压的调节，助长近视的发展。

（2）防止用眼过度，近距离工作一次不要超过 50 分钟为宜，每个小时应休息 10 分钟，极目远眺松弛调节，可以预防近视。

（3）不要在阳光直射下或暗处看书，不要躺着、趴着或走动、乘车时看书。

（4）必须注意个人用眼卫生，保持眼睛周围清洁。

（5）注意饮食营养，多吃一些含维生素 A 的食物，如羊肝、猪肝、鸡蛋、牛奶、胡萝卜、蔬菜等。提倡户外活动性休息，经常进行远眺，每日 3~4 次，每次 5~10 分钟。

口腔溃疡

【病证描述】

口腔溃疡，又称"口疮"，是发生在口腔黏膜上的表浅性溃疡，大小可从米粒至黄豆大小，成圆形或卵圆形，溃疡面凹陷，周围充血。溃疡具有周期性、复发性及自限性等特点，好发于唇、颊、舌缘等。

口腔溃疡的诱因可能是局部创伤、精神紧张、食物、药物、激素水平改变及维生素或微量元素缺乏。系统性疾病、遗传、免疫及微生物在口腔溃疡的发生、发展中可能起重要作用。口腔溃疡预示着机体可能有潜在系统性疾病，如胃肠、血液和内分泌系统的疾病，但临床上大部分患者身体健康，无系统性疾病。

【经络疗法】

1. 艾灸疗法

使用艾条温和灸，以合谷、足三里、三阴交、涌泉为主穴，每次选用3个穴位，每个穴位灸10分钟，每天灸1次，5次为一个疗程。此疗法适用于治疗由于多种原因引起的复发性口腔溃疡。

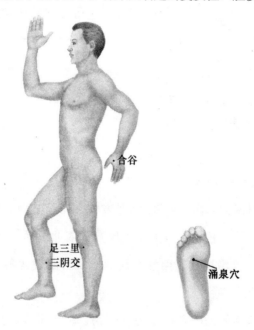

2. 敷贴疗法

吴茱萸15克，胡黄连6克，大黄6克，生南星3克。诸药共研细末，用醋调成糊状，晚上敷于足心涌泉穴。本法适用于口腔糜烂。

3. 填脐疗法

将细辛（可在中药店购买）10 克研细末，加适量温开水调成糊状，填入肚脐（神阙穴），上覆塑料薄膜，外用纱布盖上，胶布固定 12 小时取下，6 小时后再敷。用药期间不宜熬夜，忌食辛辣、油炸、肥腻食品及酒类，适当多吃蔬果，注意口腔卫生，保持大便通畅。

【日常护理】

（1）多食含锌食物，以促进创面愈合，如牡蛎、动物肝脏、瘦肉、蛋类、花生、核桃等。

（2）忌食辛辣、香燥、温热、动火食物，如葱、姜、韭、蒜、辣椒、胡椒、牛羊、狗肉。

（3）忌烟、酒及刺激性饮料。

（4）多喝开水，尽可能避免刺激。

耳聋

【病证描述】

耳聋，临床上分为以外耳和中耳病变引起的传导性聋；以内耳和听神经病变引起的神经性聋；外中耳病变和中耳听神经共同病变引起的混合性聋。造成耳聋的原因很多，遗传、产伤、感染、药物应用不当、免疫性疾病、生理机能退化、某些化学物质中毒等都能导致耳聋。

耳聋的症状主要表现为：①经常注意不到别人在和自己打招呼；②心无法二用，不能一边看书、看报、写字、思考问题，一边和他人交谈；③面对面交谈时经常打岔或要求对方重复，习惯于将头偏向一方（双耳非对称性聋），经常误解对方语意；④哪怕近在咫尺也经常难以听到他人之间的交谈，特别是在事不关己之时，当然，在单纯聆听方面也有问题；⑤经常将手拢在耳后，以增大接收音量；⑥经常抱怨自己听得见却听不清；⑦打电话时经常要求对方提高音量；⑧看电视或听收音机时明显比家人要求的音量大。

【经络疗法】

1. 推拿疗法

（1）先用食指和大拇指轻柔按摩听会穴 5 分钟左右，约 350~400 次。

（2）两掌搓热，用两掌心掩耳，十指按在头后部。再将食指叠在中指上，敲击枕骨下方约 50 次，使耳内听到类似击鼓的声音。

（3）用已搓热的两手掌心捂住两耳，手掌将耳朵完全封闭，然后两掌突然松开，这样重复揾耳 30 次。

（4）用食指和大拇指先从上至下按捏耳郭，然后从下至下按捏，这样反复按捏至双耳有发热感，共按捏耳郭 100 次。

（5）按摩合谷穴 80 次。

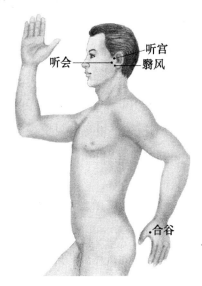

2. 艾灸疗法

用艾条灸，患者取坐位或侧卧位。在翳风、听宫、听会穴位上做回旋灸，每穴 10 分钟，以皮肤出现红晕为度。每日一次，10 次一个疗程，连续治疗 2 个疗程。此法适用于耳聋耳鸣。

3. 拔罐疗法

用抽气罐，患者取坐位，在患者的听宫、听会、耳门、瘈脉、翳风处取穴，留罐 15 ~ 20 分钟。此法可以治疗耳鸣耳聋的病证。

【日常护理】

（1）突聋患者，尤其是双侧听力严重损失的患者，生活上很不适应，患者在治疗期间应安心住院或居家养病，不宜外出。

（2）久聋患者，对于近乎无声的字根表世界已经适应，一般情况下不会出危险。但是也可能由于别人的不重视而出现不安全的隐患。

（3）戴助听器的患者，如果长期依赖助听器，要防止助听器突然发生故障或电池失效等因素带来的问题。

❦ 鼻炎

【病证描述】

鼻炎是困扰许多人的疾病，我国鼻炎发病率高达37%，同时，每10人当中就有1～3人患有不同程度的鼻炎。近十年来，鼻炎的发病率更是以每年3%～5%的速度增加。

鼻炎又分急性鼻炎与慢性鼻炎。急性鼻炎是由病毒感染引起的鼻黏膜急性炎症性疾病，初期鼻内有灼热、发痒、喷嚏，然后出现鼻塞、水样涕。随症状的逐渐加重，鼻涕变为黏液性、黏脓性，甚至脓性。全身可能有发热、倦怠和头痛等症状。经鼻腔检查可发现鼻黏膜充血、肿胀，总鼻道或鼻底有水样、黏液性、黏脓性或脓性分泌物。慢性鼻炎往往由急性鼻炎发展而来，为鼻腔黏膜和黏膜下层的慢性炎症，与合并细菌继发感染、治疗不彻底和反复发作有关，轻者称为单纯性慢性鼻炎。患者经常易感冒、打喷嚏、流清鼻涕、通气不畅、头痛、头昏、引起咽喉肿痛，心律不齐，给工作、生活带来极大的痛苦。鼻炎时间长了，如治疗不及时，可转化为鼻咽癌。

【经络疗法】

1. 推拿疗法

患者取仰卧位，术者从印堂开始沿鼻梁两边到迎香，用一指禅推法上下往复治疗，约 5 分钟；再从印堂到两侧太阳穴、从印

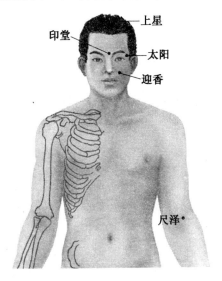

堂到两侧迎香穴往返抹 5 ~ 6 次，同时配合按揉迎香和太阳穴；然后用小鱼际擦法沿鼻梁两侧治疗，以温热为度。

2. 刮痧疗法

患者取坐位或俯卧位，用刮痧板在患者的迎香、印堂处刮拭，之后刮拭上星、肺俞至脾俞，最后刮拭尺泽、合谷处。此法可以帮助疏通鼻络，补益脾肺，适用于慢性鼻炎。

【日常护理】

（1）少食辛、辣、炸、炒之属热性之品，如辣椒、生姜、炸油条、烧饼、饼干、快餐面等。同时，禁食海鲜及冰冻鱼、鱿鱼、虾米等咸海产品。可多食含维生素较多的蔬菜、水果，如苹果、新鲜蔬菜、菠菜、胡萝卜等。

（2）平时鼻局部及额面部可用热水热敷或用电吹风局部加温也可以，使局部的血液循环改善以达到治疗的目的。

（3）感冒往往引发过敏性鼻炎复发，为此若患外感应及时及早治疗。同时，避免与感冒患者接触，特别是手的接触。

ꙮ 鼻出血

【病证描述】

鼻出血，医学上称之为鼻衄，通常是指鼻腔、鼻窦或鼻咽部的血管破裂而导致的鼻流血，是一种很常见的症状，轻者为鼻涕中带血或点状滴血，重者大量出血不易控制，可引起失血性休克，甚至危及生命。

鼻出血多因鼻腔病变引起，也可由全身疾病所引起，偶有因鼻腔邻近病变出血经鼻腔流出者。出血可发生在鼻腔的任何部位，但以鼻中隔前下区最为多见，有时可见喷射性或搏动性小动脉出血。鼻腔后部出血常迅速流入咽部，从口吐出。

鼻出血多为单侧，亦可为双侧。一般说来，局部疾患引起的鼻出血，多限于一侧鼻腔，而全身疾病引起者，可能两侧鼻腔内交替或同时出血。鼻出血可间歇反复出血，亦可持续出血；出血量多少不一，轻者仅鼻涕中带血，重者可引起失血性休克；反复出血则可导致贫血。多数出血可自止。

【经络疗法】

1. 推拿疗法

（1）让患者取坐位，仰头后靠，施术者用右手大拇指从患者前发际按压至百会穴为止，稍加用力，反复操作，用时 2~3 分钟，即可止血。

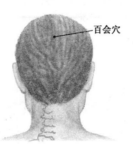

百会穴

（2）术者用一手将患者头额固定，另一手大拇指指腹向上按压患者耳根部位——位于下颌骨与枕骨相交的凹陷中，直至其有明显的酸胀感，并来回旋转重揉，左右两面交替进行。每次持续3分钟左右。

（3）按揉阳陵泉穴1分钟。

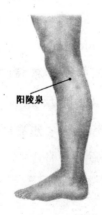

阳陵泉

2. 贴敷疗法

大蒜去皮与生地黄一起捣烂如泥，韭菜根洗净，切细捣汁半小杯加适量凉开水以备用。然后，把捣烂的药物，摊在青布上，做 1 个如铜钱大、厚 0.3 厘米的蒜泥饼，左鼻孔出血贴右足心，右鼻孔出血贴左足心，两个鼻孔都出血，两足心都要贴敷。一般 5 分钟即可止血。

3. 其他疗法

用拇指和食指捏紧鼻腔（迎香穴附近）5 ~ 10 分钟，安静地伸长下巴用口呼吸。同时可用冷水在鼻以上的额头部位进行冷敷。

【日常护理】

（1）发生鼻出血时，应伸长下巴，面稍微上仰，但额头不宜仰得过高，以免血液流向喉部或口中，引起胸闷或恶心。

（2）止血后不要在短时间内用力捏擦鼻腔、打喷嚏或做剧烈活动，以免再度出血。

（3）有鼻衄史者，尤其为时令性发作的，要注意工作与生活环境，不能过于干燥、高温及有灰尘。

（4）禀质体热者，少食辛热食品如芥菜、韭菜、雪里蕻、榨菜之类，忌食烟、酒、辛辣刺激性食品。平时要多喝开水，多吃新鲜蔬菜、水果，使鼻黏膜保持湿润，增加抵抗力。

🐛 颈椎病

【病证描述】

现代医学认为，当颈椎间盘及其他椎间关节退行性改变造成脊髓、神经根、椎动脉或交感神经损害，引起相应临床症状与体征时，称为颈椎病。本病多见于 40 岁以上中老年患者，近来发病年龄有下降的趋势。常因长期低头工作，如誊写、缝纫、刺绣等职业者，较易发生，或由于年高肝肾不足，筋骨懈惰，引起颈部韧带肥厚钙化、椎间盘退化、骨赘增生等病变影响到椎间孔变窄，神经根受压时，逐渐出现颈椎病证状。

颈椎病临床类型大致分为：神经根型、脊髓型、椎动脉型及交感神经型，不同类型症状表现不一。神经根型为：颈肩臂疼痛及手指麻木感，急性期患者颈部活动可引起颈肩、臂部疼痛，或呈上肢放射痛，手指麻木感。疼痛可为阵发性剧痛如刀割样或烧灼样，也可向不同部位放射。慢性发病者多自觉颈肩及上肢疼痛或手指麻木感。疼痛为持续性隐痛或酸痛，有时可有耳鸣、头晕。脊髓型为：四肢麻木无力，双下肢沉重、发僵、步态不稳；双手不灵活，写字、持筷、系扣等精细动作困难；排尿、排便费力或尿失禁；有胸或腹部束带感及双脚走路时如踩棉花样感觉。

椎动脉型为：突然发生头晕或晕厥，多发生于头颈部活动时，尤其是头颈部转动时，头晕多为短暂或一过性，严重者可发生突然昏倒。交感神经型为：头痛、头晕、恶心、呕吐；颈部不适，眼部酸胀、干涩、视物模糊；耳鸣、听力下降；心慌、心跳过速或心律不齐、血压波动；头颅、颜面及肢体感觉异常、出汗障碍等。

【经络疗法】

1. 推拿疗法

患者正坐，术者按揉风池、天鼎、缺盆、肩井、肩中俞、肩外俞、肩髎、曲池、手三里、合谷、小海、内关、外关、神门等穴；然后术者站于患者背后，放松患者颈肩部、上背部及上肢的肌肉约 5~10 分钟，再拿揉颈项部，并配合推肩臂部等法。

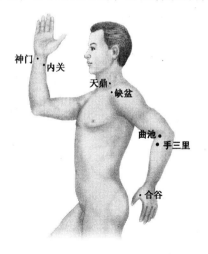

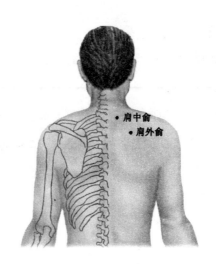

2. 导引疗法

起势：两脚分开与肩同宽，两臂自然下垂，全身放松，两眼平视，均匀呼吸，站坐均可。

左顾右盼：头先向左后向右转动，幅度宜大，以自觉酸胀为好，30 次。

前后点头：头先前再后，前俯时颈项尽量前伸拉长，30 次。

旋肩舒颈：双手置两侧肩部，掌心向下，两臂先由后向前旋转 20~30 次，再由前向后旋转 20~30 次。

摇头晃脑：头向左一前一右一后旋转 5 次，再反方向旋转 5 次。

头手相抗：双手交叉紧贴后颈部，用力顶头颈，头颈则向后用力，互相抵抗 5 次。

双手托天：双手上举过头，掌心向上，仰视手背 5 秒钟，腰椎要注意不要用力。

【日常护理】

（1）工作时，每半小时要起身，转转头颈，活动一会儿。空调不能对着脖子吹，可以在办公室准备一件带领的外套，注意颈肩部的保暖。

（2）睡眠时调节枕头的高度，以自身握拳高度的枕头高度，避免颈部暴力外伤，尤以粗暴的推拿手法为禁忌。

（3）避免和减少急性损伤，如避免抬重物，不要紧急刹车等。

（4）注意防风寒、潮湿，避免午夜、凌晨洗澡或受风寒吹袭，风寒使局部血管收缩，血流降低，有碍组织的代谢和废物清除，潮湿阻碍皮肤汗液排除。

落枕

【病证描述】

在生活中，我们经常会遇到这样的情况：某天早晨起床突然感到脖子痛，头只能歪向一侧，不能自由旋转后顾，如向后看时，须向后转动整个躯干。这时我们就知道自己"落枕"了。

落枕又称"失枕"，是一种常见病，好发于青壮年，以冬春季多见。它一方面可因肌肉扭伤所致，如夜间睡眠姿势不良，或睡眠时枕头不合适使头颈处于过伸或过屈状态，引起颈部一侧肌肉紧张，时间较长即发生静力性损伤，从而导致肌筋强硬不和，气血运行不畅，局部疼痛不适，动作明显受限等。另一方面可因外感风寒所致，如睡眠时受寒，使颈背部气血凝滞，筋络痹阻，以致僵硬疼痛，动作不利。

【经络疗法】

1. 推拿疗法

（1）先用拇指指肚或大小鱼际在病者患侧的颈肩部做上下来回较大面积的推按摩擦，手法要轻，动作要柔和一些，必须使患侧肩颈部的皮肤潮红有热感。这样做的目的在于促进患部的血液循环，活跃经络气血。

（2）在患部寻找痛点。落枕患者，必然在患处有一个或多个痛点，痛点下面大多有筋结，是由风寒湿热瘀等因素痹阻经脉、肌肉痉挛收缩而导致的，筋结的形成，必然会产生痛点。找到痛点之后，便用手指对痛点下的筋结进行提拉弹拨，点揉推按，各种手法可交替进行，由轻渐重，再由重转轻，施行手法时间视病情轻重而定，务必使筋结变软松解，疼痛消失。

（3）为收功手法，可用掌背抽拍患侧肩颈背部，此法可与（1）的手法相结合，交替各做二三次便可收功。

2. 刮痧疗法

（1）刮拭手背的落枕、中渚和后溪穴；用面刮法刮拭第三掌骨颈椎区。

（2）用面刮法从上向下刮拭督脉风府至大椎、风池穴，天柱
至风门穴。

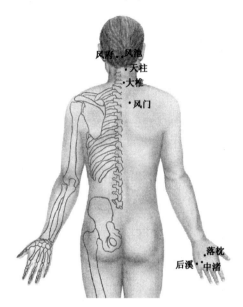

（3）使用面刮法平面按揉刮拭阳陵泉穴，然后从阳陵泉穴向
下刮至悬钟穴。

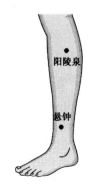

3. 导引疗法

可采用运动的方法：取坐位或站位，两眼平视前方，头部自上而下缓慢运动 20 下；取坐位或站位，颈部自左至右、自右至左缓慢旋转 10 次。

4. 热敷疗法

用热毛巾敷患处，可以减轻落枕疼痛。

【日常护理】

（1）准备一个好枕头。枕头最好是中间部分为凹型；高度应掌握在 8 ~ 10 厘米，男士大约在 10 ~ 15 厘米；宽度最好在相当于肩至耳的距离即可，柔软度以易变形为度。

（2）做好防寒保暖工作。睡觉时要盖好颈部，将被子往上拉一拉；天气炎热时，不要将颈部长时间对着电风扇吹，睡觉不可睡在有"穿堂风"的地方。

（3）补充钙及维生素。钙是构成人体骨骼的主要成分，维生素是维持生命的要素，它们还能促进全身的血液循环，有利于体内代谢废物的排出，平时应多食用骨头汤、牛奶和豆制品以及新鲜蔬菜，必要时也可适当服用钙片和 B 族维生素、维生素 C。

（4）经常做一做颈部运动，以增强颈部力量，增加抵抗能力。

腰背痛

【病证描述】

通俗来讲，腰背痛就是背部、腰部、腰骶和骶髂部的疼痛，这种疼痛可伴有或不伴有下肢的放射痛。腰背痛，大多表现为隐痛、钝痛、刺痛，局部压痛或伴放射痛；患者常常活动不利、俯仰不便、不能持重、步行困难、肢倦乏力等，有的甚至出现腰部前屈，后伸，侧弯等功能障碍，严重的患者还会出现脊柱畸形。

医学研究发现，慢性腰背痛的发生与工作性质、职业习惯、天气等因素息息相关。具体原因有：抬举或用力搬移重物；弯腰和姿势不当的扭转；气候阴冷潮湿；久坐不动等。值得注意的是，弯腰提取重物这一动作对脊柱后部结构椎间关节、关节囊、棘间、棘上韧带以及椎旁肌等，都会造成不同程度的损伤，继而导致腰背痛。此外，部分人群对阴冷潮湿的环境尤为敏感，一遇变天就会发作疼痛。

【经络疗法】

1. 推拿疗法

针对各种腰痛病，中医有一个很重要的治疗方法，叫"腰背委中求"。委中穴位于大腿的腘窝横纹的中点处。如果出现腰背痛，首先要从委中穴治疗，委中穴是一个正好处在膀胱经上的穴位，按摩委中穴可医治腰痛，按摩的力气要大一些，虽然会有些疼，但对身体有好处。

2. 拔罐疗法

使用真空罐吸拔，患者取坐位或仰卧、俯卧，在肾俞、关元俞、关元、太溪取穴。留罐10～15分钟。每周3次，4周为1个疗程。此法可以补肾壮阳，提高性功能，同时对于由肾虚导致的腰痛、头痛、耳鸣等症有缓解作用。

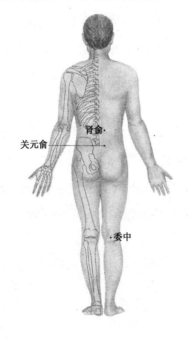

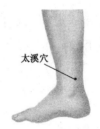

【日常护理】

（1）长时间保持同一坐姿或站姿之后，应放松腰部，或伸展腰肢。

（2）不宜选用过软的床垫，较硬的床垫对腰部有助益。同时，尽量不要俯卧，对腰部不利。

（3）提着重物时，尽量贴近身边。弯腰或扭腰时要尽量小心，或是尽量避免弯腰或扭腰。

（4）长期身心劳累也是腰背痛的诱因，因此预防之道也包括在工作之余要尽量放松自己。

感冒

【病证描述】

感冒是一种时行病毒所引起的上呼吸道感染性疾病，俗称"伤风"。临床表现为发热、恶寒、头痛、鼻塞、流涕、喷嚏、阵嗽、咽喉肿痛、脉浮等。由于外感病邪不同，感冒患者在症候表现上有风寒感冒、风热感冒、寒包火感冒、暑湿感冒、时行感冒（流行性感）之分。

感冒一年四季皆可发病，以冬春寒冷季节为多。现代医学认为，当人体受凉、淋雨、过度疲劳等诱发因素，使全身或呼吸道局部防御功能降低时，则原已存在于呼吸道的或从外界侵入的病毒、细菌可迅速繁殖，引起本病。

【经络疗法】

推拿疗法

（1）推鼻翼：用双手食指指面推鼻梁两侧，以有热感为度。

（2）按迎香：用拇指、食指指端按两侧迎香穴，以有酸胀感为度。

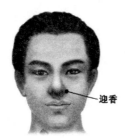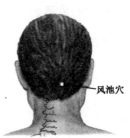

（3）按风池：用双手拇指指端按两侧风池穴，以有酸胀感为度。

（4）摩胸脘：用双手摩面，以两侧乳头为中心，循顺时针方向摩胸脘，以有热感为度。

【日常护理】

（1）感冒期间别锻炼。激烈的运动后大约 24 小时内，会出现免疫抑制的情况，在这段时间里，免疫细胞开始"罢工"，进行休息调养，感冒病毒会趁势入侵体内。

（2）一般感冒不需使用抗生素，只需多喝水、多休息，在感冒流行时减少出入公共场所。

（3）应坚持每天开窗通风 2 次，每次 20 分钟左右，这样才能减少空气中病原微生物的滋生，有效防治感冒。但需要注意的是，通风时要避免对流风直吹向身体。

（4）冬季室内环境特别干燥，家里最好购买一台加湿器，以保证室内的湿度适宜。但在使用加湿器时，要注意定时清洁，以免细菌在加湿器中滋生。

支气管炎

【病证描述】

支气管炎是指气管、支气管黏膜及其周围组织的慢性非特异性炎症。临床上以长期咳嗽、咳痰或伴有喘息及反复发作为特征。

支气管炎又有急性与慢性之分，其中急性支气管炎临床表现为：初起有喉痒、干咳、发热等上呼吸道感染的症状，发病 1 ~ 2 日后，可见少量黏痰，最后转为黄稠痰或白黏痰，病程可持续 2 ~ 3 周。慢性支气管炎临床表现为：早晚咳嗽加重，痰呈白色、稀薄，或呈黏痰、泡沫状，反复发作，经久不愈，病程可持续 2 个月甚至 2 年以上，严重的可导致肺气肿和肺源性心脏病。

【经络疗法】

1. 推拿疗法

（1）患者用双手中指指腹上下搓揉鼻根以及鼻翼两侧各 30 次。然后用指端按照顺时针的方向按摩迎香穴 30 次，每日 1 次。

（2）拇指和食指两指分开，以另外一手拇指指关节横纹放在虎口上。用一侧手指指端按压合谷穴 1 分钟，然后用指腹顺时针方向按摩合谷穴 30 次左右，再改用另外一只手进行按摩。

2. 拔罐方法

可分两组取穴，第一组：大椎、风门、膻中、中府；第二组：身柱、肺俞、大杼、膏肓。每次选用一组穴位，两组交替使用。采用单纯拔罐法，每日 1 次，每次留罐 15～20 分钟，7 次为 1 疗程。本法对急、慢性支气管炎皆有效。

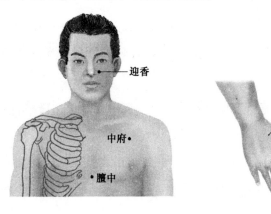

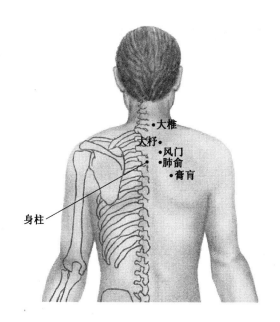

【日常护理】

（1）吸烟的患者首先要戒烟，吸烟者比不吸烟者慢性支气管炎发病率要高许多倍，戒烟后患者的肺功能有较大改善，同时也要避免被动吸烟。

（2）合理调节室温，预防感冒，冬季室内温度不宜过高，否则与室外温差大，易患感冒。在夏天不宜贪凉，室内空调温度要适中，否则外出易患"热伤风"，诱发支气管炎发作。

（3）饮食宜清淡，忌辛辣荤腥。

（4）有害气体和毒物如二氧化硫、一氧化碳、粉尘等会使病情加重，家庭中的煤炉散发的煤气能诱发咳喘，厨房居室应注意通风或装置脱排油烟机，以保持室内空气新鲜。

哮喘

【病证描述】

哮喘，全称为支气管哮喘，是一种过敏性疾病，多数在年幼或青年时发病，以后每遇气候变化、疲劳过度、饮食不当、起居失宜等因素而诱发。一般在秋冬季节最易发病，其次是春季，夏季多能缓解，部分则常年反复发作。发病时，呼吸困难，呼气延长，并伴哮鸣、咳嗽、痰多呈黏液或稀涎样、咯吐不利的症状，必须等痰咯出方可短暂平息，但转眼又开始发作，每次发作持续数分钟、数小时或数日不等，让患者十分痛苦。

由于哮喘的阵发性特征，长期以来没有受到应有的重视。据调查显示，我国至少有2000万以上哮喘患者，但只有不足5%的哮喘患者受到过正规治疗。这不仅对疾病的防治十分不利，而且还可能影响到整个呼吸系统，引发其他病证。

【经络疗法】

1. 推拿疗法

先推一侧乔空穴，自上而下20～30次，再推另一侧乔空穴，自额至下颌用分推法推向左右两侧，往返 2～3 遍。然后在一侧头部足少阳胆经循行区域用扫散法，自前上方向后下方操作 10 余次，再在另一侧治疗。

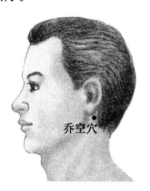

乔空穴

2. 导引疗法

呼吸时全身放松，用口呼气，用鼻吸气，呼气时瘪肚子，吸气时鼓肚子。呼吸要均匀、慢而细长，气沉丹田，尽可能深呼吸。此法被称为腹式呼吸法，可调动中下肺部肺泡，改善肺部的换气功能与血液循环。

【日常护理】

（1）每当急性哮喘发病时，首要情绪必须乐观稳定，千万不要紧张，因为紧张会使全身肌肉处于紧张状态，氧的消耗量增加，容易加重缺氧。

（2）哮喘发作时出汗较多，水分排泄过多，而缺水会使气道内分泌物变得黏稠，难以顺利喷出，呼吸道受阻，加重了缺氧并使排痰困难，因此哮喘患者平时要多喝水。

（3）通过散步及慢跑的锻炼，可以改善和增强肺部呼吸功能，使肺泡有足够的活动，有效地增强肺组织弹性，提高肺泡张开率，从而增加肺活量。同时，锻炼时全身都处于放松状态，小支气管痉挛亦随之缓解，哮喘症状亦得到改善。

（4）哮喘患者的饮食宜清淡，不宜吃得过饱、过咸、过甜，忌食生冷、酒、辛辣等刺激性食物。过敏性体质者宜少食异性蛋白类食物，一旦发现某种食物确实可诱发哮喘，应避免进食。另外，经常食用菌类能调节免疫功能，如香菇、蘑菇含香菇多糖、蘑菇多糖，可以增强人体抵抗力，减少哮喘的发作。

肺炎

【病证描述】

肺炎是指终末气道、肺泡和肺间质的炎症，大多数由微生物引起，包括病毒、细菌、真菌、立克次体、衣原体、支原体及原虫等，其中最常见的是由细菌引起，约占肺炎病例的70% ~ 80%。30岁以上的成人肺炎的最常见病因是肺炎链球菌。肺炎支原体为一种类似细菌的微生物，是导致年龄较大儿童和青年的常见病因，常发生于春季。

肺炎的发作常有受寒、淋雨、疲劳等诱因，约半数患者有上呼吸道感染的先兆症状。发病骤急，伴有寒颤、高热，体温会在数小时内上升至 39~41℃，呈稽留热，并伴头痛、神经衰弱、全身肌肉疼痛、呼吸急促、心率快，常有紫绀。炎症常波及胸膜，引起刺痛，随呼吸和咳嗽加剧。开始痰为黏液性，以后转为脓性，也可带血或呈铁锈色。部分患者伴有消化道症状如恶心、呕吐、腹胀、腹泻等。肺炎发生在肺下叶，炎症波及膈肌，疼痛感可放射至上腹部。严重肺炎有神经系统症状如神志模糊、烦躁不安、嗜睡、谵妄和昏迷。

【经络疗法】

1. 推拿疗法

（1）以左手大鱼际或掌根贴于穴位，逆时针方向按摩膻中穴 2 分钟，以胀麻感向胸部放散为最佳。

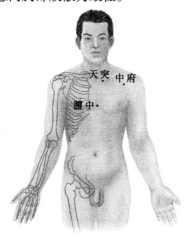

（2）用中指点按中府穴不动，约半分钟然后向外揉 2 分钟，当时即可感觉到呼吸通畅，咳嗽症状缓解。

（3）用左手指指尖点于天突穴，指力沿胸骨柄的后缘向下点不动 1 分钟，力度以不影响呼吸为佳。

2. 贴敷疗法

葱白、艾叶各 6 克，共捣烂敷脐。本法主治小儿肺炎发热。退热作用较好。

【日常护理】

（1）尽量多饮水，吃易消化或半流质食物，以利湿化痰液，及时排痰。

（2）忌烟酒，慎用辛辣刺激性食品，以避免产生过度的咳嗽。

（3）肺炎常伴有高热，机体消耗甚大，故应提供高能量，进食高蛋白且易于消化的食物。可适当多吃水果，以增加水分和维生素。维生素 C 能增强人体抵抗力，维生素 A 对保护呼吸道黏膜有利。

扁桃体炎

【病证描述】

扁桃体炎一般是指腭扁桃体的非特异性炎症，可分为急性扁桃体炎和慢性扁桃体炎。急性扁桃体炎大多在机体抵抗力降低时由感染细菌或病毒所致，起病急，以咽痛为主要症状，伴有畏寒、发热、头痛等症状，是儿童和育少年的常见病。慢性扁桃体炎是由于急性扁桃体炎反复发作所致，表现为咽部干燥、有堵塞感、分泌物不易咳出、口臭，其反复发作可诱发其他疾病，如慢性肾炎、关节炎、风湿性心脏病等，因此须积极治疗。

【经络疗法】

1. 艾灸疗法

在后溪取穴。灸治 3 ~ 5 壮。此法可以止痛消肿，清热利咽，有效防治扁桃体炎。

2. 拔罐疗法

患者取卧位。两组穴：大杼、肺俞、膻中；大椎、曲池、风门。每次选 1 组穴，留罐 15 ~ 20 分钟。每日或隔日治疗 1 次，5 次为 1 个疗程。

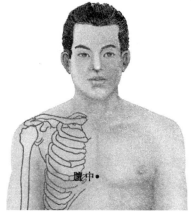

膻中•

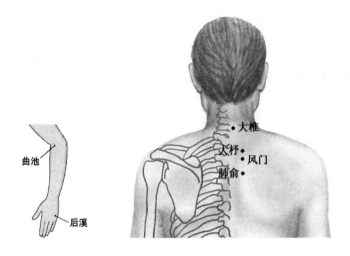

【日常护理】

（1）慢性扁桃体炎的患者应养成良好的生活习惯，保证充足的睡眠时间，随天气变化及时增减衣服，去除室内潮湿的空气。对于患病儿童，应养成不挑食、不过食的良好习惯。

（2）注意休息，多饮水，通大便，进流食或软食。

（3）要注意与会厌炎相区别，不要因为咽喉疼痛就认为是急性扁桃体炎，会厌炎是可以引起短时间呼吸困难而引起死亡的疾病，决不能轻视。

肝炎

【病证描述】

肝炎是肝脏的炎症，其导致的原因有多种，其中最常见的是由肝炎病毒引起的，被称为病毒性肝炎。国际上将肝炎分为甲、乙、丙、丁、戊 5 型，我国大部分地区的肝炎以甲、乙两型为主，主要表现为发热、食欲减退、恶心呕吐等上消化道症状，也可见黄疸和肝肿大。

传统医学文献中，一般把将本病概括在"黄疸"、"胁痛"、"湿热"等病中。重症肝炎属于"急黄"范畴，大多数患者经过治疗可以痊愈，少数可转为慢性。

【经络疗法】

推拿疗法

（1）先按压肝俞穴，按压的时候采取坐姿，选择带有直、硬靠背的椅子，一手大拇指按压同侧经穴，以小幅度旋转方式压揉，同时将身体向后靠，利用椅背帮助手臂加压按摩穴位，也可以用双手拇指按压穴位，同时身体后仰加压。

（2）接着按压三阴交穴，按压的时候，采取盘坐姿，竖立单脚膝盖，使用对侧食指按压穴位。

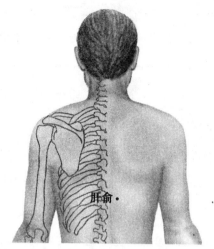

肝俞·

（3）最后按压足三里，按压时采取<u>盘坐姿，竖立单脚膝盖，</u>使用拇指和其他手指夹住脚，以拇指指腹按压穴位。

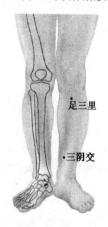

·足三里

·三阴交

【日常护理】

（1）肝炎患者要坚持低脂肪、低糖、高营养、高维生素饮食，注重一日三餐的合理搭配，要求食物软硬适宜，口味清淡。

不宜多食用罐头食品、油炸及油煎食物、方便面和香肠。

（2）绝对戒酒。酒精对肝脏有明显的毒性作用，而且对肝脏损害的程度与其酒精含量高低成正比。

（3）乐观地面对现实，以一颗平常的心态面对疾病，这对病情的预后是很有帮助的。

（4）急性肝炎一般在病后 6 个月才能完全康复，出院后，可先做些轻微活动，然后根据自己的体质状况再逐渐增加运动量。但以不疲劳为原则，要保证充分的休息，半年内要节制性生活，女性还应避免怀孕。

月经不调

【病证描述】

月经不调也称月经失调，主要是指月经的周期、行经期及经量的异常，包括月经过频，即月经周期短于 21 天；月经不规则，即月经周期提前 7 天或延后 7 天以上；月经稀发，即月经周期超过 40 天；经期过长，即行经期超过 7 天；月经过多，即月经量多；月经过少，即月经量少，甚至点滴即净。

月经不调可由局部病变引起，也可由全身病变所致，常见的局部病变有子宫内膜息肉、子宫内膜炎、子宫内膜修复延长、子宫内膜结核、子宫内膜发育不良、子宫肌瘤、宫内节育环、黄体功能不足、黄体萎缩不全以及子宫、卵巢恶性肿瘤等。全身性疾病常见有血液病、甲状腺功能亢进、钩虫病、严重贫血等。

【经络疗法】

1. 艾灸疗法

选取足三里、三阴交、中极、关元诸穴。采用温和灸法，每天灸1~2次，1周为1疗程，一般1~3周有效。本法温脾壮阳，补肾振阳，适用于妇女在月经来潮之前3~4天，小便不能自禁，点滴漏下，量不多，或睡中遗尿者，月经来潮之后则自止。

2. 刮痧疗法

（1）刮拭三阴交、血海、足三里、太冲4穴，各30次。

（2）以按揉法点揉气海、关元2穴，以按压到局部麻胀为度。

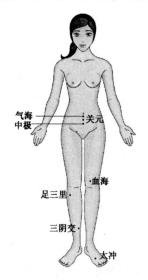

【日常护理】

（1）熬夜、过度劳累、生活不规律都会导致月经不调。生活要有规律，月经可能就会恢复正常。

（2）一定要注意经期勿冒雨涉水，无论何时都要避免使小腹受寒。

（3）如果你的月经不调是由于受挫折、压力大而造成的，那么你必须调整好自己的心态。

（4）饮用咖啡、茶等饮料会增加焦虑、不安的情绪，可改喝大麦茶、薄荷茶。

（5）有大失血情况的女性，应多摄取菠菜、蜜枣、红菜（汤汁是红色的菜）、葡萄干等高纤质食物来补血。

（6）在两餐之间吃一些核桃、腰果、干豆等富含 B 族维生素的食物。

❀ 痛经

【痛证描述】

痛经可以说是女性的一大困扰，据统计全球大约有 80% 的女性存在痛经问题。具体表现为女性经期或行经前后，周期性发生下腹部胀痛、冷痛、灼痛、刺痛、隐痛、坠痛、绞痛、痉挛性疼痛、撕裂性疼痛，疼痛蔓延至骶腰背部，甚至涉及大腿及足部，常伴有全身症状，乳房胀痛、肛门坠胀、胸闷烦躁、悲伤易怒、心惊失眠、头痛头晕、恶心呕痛经吐、胃痛腹泻、倦怠乏力、面色苍白、四肢冰凉、冷汗淋漓、虚脱昏厥等症状。

痛经有原发性和继发性两种，原发性痛经多指生殖器官无明显病变者，故又称功能性痛经，其诱发因素很多，诸如精神因素，经期剧烈活动，不注意风、寒、湿、冷以及内分泌紊乱等，多见于青春期、未婚及已婚未育者。此种痛经在正常分娩后疼痛多可缓解或消失。继发性痛经多因生殖器官有器质性病变所致，情况较为复杂。这里主要讲女性最常见的原发性痛经。

【经络疗法】

推拿疗法

痛经是由"冲任气血不畅"而造成的，在每次月经来潮前3~5天按摩关元、三阴交、中封三个穴位就可以了，每次以按摩部位有热感为度。

【日常护理】

（1）咖啡、茶、可乐、巧克力等含咖啡因的食物少吃。

（2）经期戒吃寒凉的食物，如西瓜、香蕉、苦瓜、山竹、绿豆等。

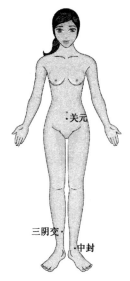

（3）禁饮酒，特别是容易出现水肿的女性。

（4）注意保持身体温暖，尤其是腹部温暖，以加速血液循环，同时令紧张的肌肉得到松弛。

（5）多喝花草茶或柠檬果汁及热牛奶。

（6）常洗温水浴，有条件者可选择泡温泉，在水中加入香薰洗液更能松弛肌肉及神经。

〰️ 产后缺乳

【病证描述】

妇女产后乳汁分泌过少或者全无，称为缺乳。在现实生活中，很多种情况都可能造成缺乳，比如母体体质虚弱、乳腺发育不良；或产妇厌食、挑食以及营养物质摄入不足，使乳汁分泌减少；或产妇过度恐惧、忧虑，通过神经系统影响垂体功能等。通常情况下，气血虚弱的患者，除了少乳或无乳之外，还伴有乳房松软、胃纳不馨、神疲乏力、头晕心悸等症状；肝郁气滞的患者，则伴有乳房胀痛、胁胀胸闷、烦躁易怒等症。

【经络疗法】

1. 推拿疗法

找几根牙签，或者小小圆钝头的东西，在小指甲的外侧（少泽穴）轻轻按揉，按到感觉酸胀之处就可以。每天这样按揉几分钟，婴儿就可以轻松喝到乳汁了。

2. 艾灸疗法

用艾灸刺激膻中穴，每天 1 次，乳汁很快就会下来了。

3. 刮痧疗法

使用牛角刮痧板，患者取坐位，依次刮拭脾俞、膻中、乳根、少泽、足三里，少泽可用刮痧板角端点按，其余穴位可反复刮拭 20 ~ 30 下，每天一次，直至乳下。此疗法可以帮助新生妈妈乳络疏通，增加乳汁分泌。

【日常护理】

（1）气血不足引起的缺乳，应多食芝麻、茭白、猪蹄、鲫鱼

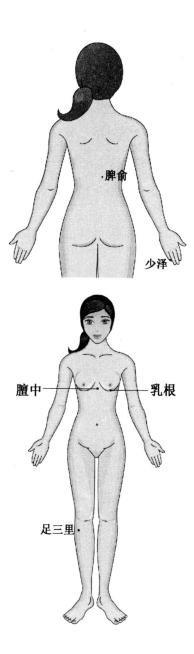

脾俞

少泽

膻中 —— 乳根

足三里

等既有营养，又有通乳、催乳作用的食物。

（2）肝郁气滞者应多吃具有疏肝理气、活血通络作用的食物，如佛手、麦芽、桂花、鸡血、萝卜等。

（3）产后缺乳者所选用的食物，最好能制成汤、羹、粥之类，一是易于消化吸收，二是多汁可以生津，以增乳汁生化之源。

（4）忌食刺激性食物，如辣椒、大蒜、芥末等；禁酒、浓茶、咖啡等饮料。

遗精

【病证描述】

遗精是指男子不因性交而精液自行泄出的症状，有梦遗与滑精之分。梦遗是指睡眠过程中有梦，醒后发现有遗精的症状。滑精又称"滑泄"，指夜间无梦而遗，甚至清醒时精液自动滑出的病证。成年未婚男子或婚后夫妻分居者，每月遗精 1～2 次属正常生理现象。但是，若未婚青年频繁遗精，或婚后在有性生活的前提下仍经常遗精，或中老年男子白日滑精，那就是病态了。频繁遗精会使人精神委靡不振、头昏乏力、腰膝酸软、面色发黄，影响身心健康。

根据中医理论，遗精可分为这样几种类型：①心肾不交型：

睡眠不实而多梦，频繁梦中遗精，失眠健忘，头昏耳鸣；②肝火亢盛型：梦中遗精，阴茎易勃起，性欲亢进，烦躁易怒；③温热下注型：遗精频作，或尿时少量精液外流，小便赤热混浊，或尿涩不爽，口苦口渴，心烦少寐。

【经络疗法】

1. 推拿疗法

（1）用双手手指分别依顺时针与逆时针方向反复轻轻按摩关元和肾俞穴，通过按摩这两个穴位，可以帮助调整和改善性功能。

（2）手掌相对，摩擦发热后，在腰部至骶尾骨上下推擦 100 次；用手指按压前臂的神门穴和足部的太溪、足三里穴，各 1 分钟。

2. 艾灸疗法

选取关元、大赫、肾俞、命门、次髎诸穴。采用隔姜灸法：将鲜生姜切成 3~4 毫米厚的姜片，用针孔点刺许多小孔，以便热力传导，上置适量大小的艾炷，点燃施灸，一般灸到患者觉热，局部皮肤红晕汗湿为度。如初灸 1、2 壮感觉灼痛，可将姜片稍提起，然后重新放上，亦可在姜片下填纸片再灸。本法具有温阳益肾之功，适用于因肾阳虚而导致的遗精。

3. 药浴疗法

每天洗冷水浴 1 次，或每晚临睡前用冷水冲洗阴囊 2~3 分钟，这样可降低性神经的兴奋度。

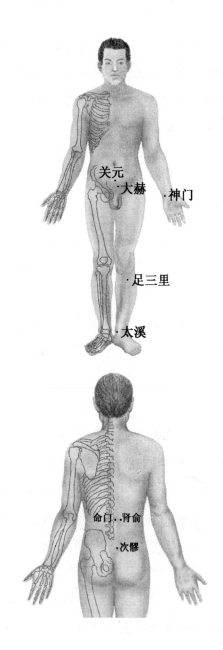

关元
·大赫
·神门

·足三里

·太溪

命门·肾俞
·次髎

【日常护理】

（1）对那些缺乏性知识的青少年，要对他们进行性知识的宣教，自觉抵制黄色淫秽书刊、电影、录像等不良影响。

（2）把精力集中在学习工作上，多做室外活动。比如和同学、同事及家人一块郊游，多做文艺、体育活动。

（3）平时要注意保持良好的睡眠姿势，避免仰卧，不要穿紧身衣裤，忌烟、酒及辛辣刺激性食物，要勤换洗内衣内裤，注意外生殖器卫生。

早泄

【病证描述】

早泄主要表现为性交时阴茎尚未插入阴道，双方未接触或刚接触，动念即泄；或阴茎刚插入阴道即行射精，抽动不足 15 次，时间不足 1 分钟即泄。早泄者常伴有头晕耳鸣，腰膝酸软，五心烦热，心悸失眠，胆怯多疑等症。

中医认为，阴茎通于精囊，是肾的门户，属足厥阴肝经，男子射精的生理功能是在肝的疏泄和肾的封藏，相互制约相互协调下完成的。性交时，足厥阴肝经通过阴茎的感官刺激，使肝气的疏泄功能不断增强，直至突破肾气封藏的制约而发生射精。如果把木桶比作肾脏，把桶里的水比作精液，木桶能装满水而不外流，说明木板紧凑牢固，而一旦我们抽调其中的一只木板，里面的水立刻外流。同样的道理，当肾脏健康，肾阳充足时，精关牢固，肾藏有力。而当肾脏虚损，肾脏的封藏功能失调时，肾中阳气不足以固摄精液，精关不固，自然发生早泄。

【经络疗法】

1. 推拿疗法

点按两侧三阴交，轮流进行，点按时做收腹提肛动作。每日1~2次，每次30~40分钟。

2. 艾灸疗法

选取三阴交、阴陵泉、内关三穴。取生附子为细末，过筛，

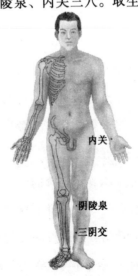

内关

阴陵泉

三阴交

除去杂质，以沸水或黄酒适量调制为饼，约 5 毫米厚，放于相应穴位，上置艾炷灸之。饼干更换，以内部温热，视局部肌肤红活为度。每日灸 1 次，10 次为一个疗程，每次灸艾炷 2 ~ 3 壮。

3. 药浴疗法

在临睡前，将毛巾放在冷水里浸湿，拧至半干包敷于外阴部。每隔 2 ~ 3 分钟换 1 次，连敷 3 ~ 4 次。

【日常护理】

（1）调整情绪，消除各种不良心理，性生活时要做到放松。

（2）切忌纵欲，勿疲劳后行房，勿勉强交媾。

（3）多食一些具有补肾固精作用的食物，如牡蛎、胡桃肉、芡实、栗子、甲鱼、文蛤、鸽蛋、猪腰等。但阴虚火亢型早泄患者，不宜食用过于辛热的食品，如羊肉、狗肉、麻雀、牛羊鞭等，以免加重病情。

前列腺肥大

【病证描述】

前列腺肥大又称前列腺良性肥大或前列腺增生，是老年人常见的疾病之一。据报道，50 ~ 60 岁男性中，约有 35% ~ 45% 的人患有前列腺增生，至60～70岁时，患病率则高达75%。

病发初期常发生尿频，夜间更显著。严重时出现排尿困难症状；在重度梗阻期，排尿迟缓、断续、尿后滴沥；梗阻加重期则排尿费力，射程缩短，尿线细而无力，最终呈滴沥状。梗阻加重达一定程度，余尿量增多并逐渐发生尿潴留，并可出现尿失禁，偶尔伴有血尿，晚期可导致肾衰竭和高血压。

【经络疗法】

1. 推拿疗法

按摩小腹对前列腺增生有辅助治疗作用：每晚睡前和起床前，排空小便，平卧屈腿，小腹放松，双手搓热，右手平放于脐下，左手压在右手背上，顺时针方向缓慢转动。刚开始按摩圈数可以少一些，50圈即可，随后可逐渐增加到100圈、200圈，乃至300圈以上。

2. 艾灸疗法

使用艾条温和灸，患者取卧位，在膀胱俞、肾俞、膈俞、太溪处取穴。每天灸治1次，10次为1个疗程。此方法如果及时使用，可以缓解病情发展，甚至可以治愈。

3. 刮痧疗法

使用刮痧板，患者取坐位。以从上到下的顺序依次刮拭曲泉、三阴交、行间、太冲。出痧即可停止。此法可以疏通局部气血，调理前列腺肥大。

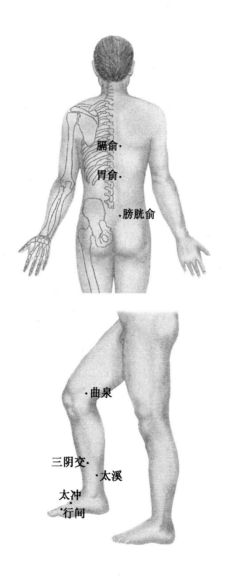

【日常护理】

（1）秋末至初春，天气变化无常，寒冷往往会使病情加重，故患者一定要注意防寒。

（2）饮酒可使前列腺及膀胱颈充血水肿而诱发尿潴留，故当绝对忌酒。

（3）辛辣刺激性食品，既可导致性器官充血，又会使痔疮、便秘症状加重，压迫前列腺，加重排尿困难，故要少食辛辣。

（4）憋尿会造成膀胱过度充盈，使膀胱逼尿肌张力减弱，排尿发生困难，容易诱发急性尿潴留，因此，一定要做到有尿就排。

（5）久坐会加重痔疮等病，又易使会阴部充血，引起排尿困难。经常参加文体活动及气功锻炼等，有助于减轻症状。

（6）饮水过少不但会引起脱水，也不利排尿对尿路的冲洗作用，还容易导致尿液浓缩而形成结石。故除夜间应适当减少饮水，以免睡后膀胱过度充盈外，白天应多饮水。

外阴瘙痒

【病证描述】

当女性的外阴部或阴道内出现瘙痒，甚则痒痛难忍的症状，却又没有原发性皮肤损害，这就是外阴瘙痒症，属中医"阴痒"、"阴门瘙痒"等范畴。

外阴瘙痒主要表现为阴部瘙痒，严重者会波及会阴、肛门甚则大腿内侧，患者常伴有精神疲惫、憔悴、情绪急躁、高度神经质。外阴白斑所致者更是奇痒难忍，并伴有皮肤及黏膜变白、变粗或萎缩，较易引起癌变。

【经络疗法】

1. 拔罐疗法

使用火罐法，患者取坐位，在患者的足三里、中极、三阴交、阴廉、太冲处选穴。隔日 1 次，10 次一个疗程。经期禁拔。此疗法以祛风散邪、清热利湿为主，调理气血，治疗外阴瘙痒。

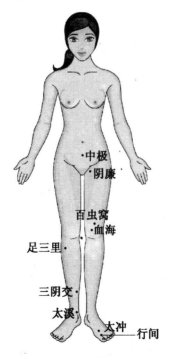

2. 刮痧疗法

使用玉石刮痧板，患者取俯卧位。在患者的血海、百虫窝、三阴交、行间、太溪处取穴。从上到下的顺序进行刮拭，以穴位局部皮肤出痧为度。此疗法可以缓解外阴瘙痒的症状。

【日常护理】

（1）在平时要注意维护外阴部的清洁干燥，使用专门的洗液清洗，而不要用肥皂清洗外阴，不能用热水烫洗。

（2）在外阴瘙痒时切忌搔抓和摩擦患处，以免抓破皮肤引起细菌感染。

（3）在饮食方面，忌酒及辛辣食物，不吃海鲜等易引起过敏的药物。

（4）不穿紧身兜裆裤，内裤更须宽松、透气，并以棉制品为宜。

❦ 更年期综合征

【病证描述】

人们普遍认为更年期是女性生长的一个阶段，如同儿童、青年、中年、老年这些概念一样，女人到了这个阶段必然会呈现情绪暴躁、容易失控的状态，就像年轻人的"叛逆期"一样。但事实上，更年期综合征是一种病理反应，并非女人必经的一种状态。

现代医学认为，更年期综合征是由于卵巢功能减退，垂体功能亢进，分泌过多的促性腺激素，引起自主神经功能紊乱，从而出现一系列不同程度的症状，如心烦、急躁、失眠、盗汗及莫名其妙地想哭、月经减少、性功能下降等。可以说，更年期是女性生殖功能由旺盛到衰退的一个过渡阶段，是生育期向老年期的过渡期。

【经络疗法】

1. 推拿疗法

每天坚持按揉太溪、太冲两大穴位。太冲要从后向前推按，每次单方向推 100 次；太溪顺时针按揉，每天早晚 2 次，每次 2 分钟。本法可以从整体上调节阴阳，使身体重新达到平衡，以改善更年期症状。

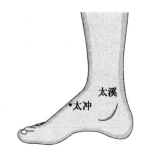

2. 刮痧疗法

选择用五行经络刷，在后背上沿着三条路线刮痧：中间督脉一条，两边膀胱经各一条。每次刮痧 30 分钟为宜，刮时不要太用力。因为肝、心、脾、肺、肾五脏，都有其在后背占据的背俞穴，也就是说后背是一个独立的五行区域，在后背刮痧，可以把五脏的五行关系全部调理和谐。

【日常护理】

（1）要保持乐观情绪，凡事往好处想，不要钻牛角尖。

（2）多吃富含 B 族维生素的食物，如粗粮、豆类、牛奶和瘦肉等。饮食要清淡，少吃油腻的、荤的食物。

（3）合理安排作息时间。更年期容易疲劳，睡眠质量不好，如果不注意合理安排休息时间，就会导致生活不规律，使病情加重。

（4）易发生眩晕症状的更年期女性，平时最好避免太强烈的光线，避免太嘈杂的环境，保持生活环境的平和安静。

（5）由于热潮红症状的发生是没有固定时间的，所以要随时准备一些小东西以备不时之需，随身带着一把小折扇和一条小毛巾。当身体发热时，可随时扇风，而一条棉质的小毛巾则可随时解决盗汗问题。

🐚 小儿哮喘

【病证描述】

小儿哮喘是一种常见的儿童慢性呼吸道疾病。尤其是近些年来，其发病率在世界范围内都呈上升趋势，在发达国家儿童哮喘的患病率竟然高达10%以上。由于哮喘经常反复发作，难以根治，所以严重影响到了患儿的身心健康，也给患儿家长带来了沉重的经济负担和精神压力。然而，小儿哮喘也不是不可战胜的。只要了解哮喘的起因，掌握正确的预防和控制方法，就可以有效地减少哮喘的发病次数和发病程度，逐渐摆脱哮喘的困扰。

【经络疗法】

一般情况下，使用经络治疗小儿哮喘，可以先熬山药粥给宝宝吃，连续吃上一个月，将身体调养一下。由于宝宝长期哮喘，肺经堵塞，因此治疗小儿哮喘的总原则就是要疏通肺经，化痰平喘。

具体来说肺经疏通操共有8道"工序"。

（1）补脾土：在宝宝的拇指指腹上面进行旋转按摩，共按摩200次。

（2）清心火：在宝宝中指的指腹上面进行旋转按摩，共按摩100次。

（3）清肝木：从宝宝的食指根进行推按，一直推到指尖，共计100次。

（4）清肺经：在宝宝无名指指腹上面进行旋转按摩，共按摩300次。

（5）补肾水：在宝宝小指指腹面上进行推按，自指尖一直推到指根，共推按200次。

（6）揉外劳宫100次。

（7）推上三关200次。

（8）分推肩胛骨50次。

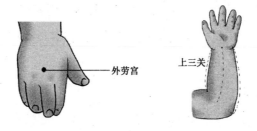

外劳宫

上三关

【日常护理】

每天都坚持这8道"工序"，一共做一个月，别看步骤繁琐，却可以对宝宝的肺经进行有效的疏通，对于长期不愈的哮喘也会产生意想不到的效果，再加上山药粥的滋补，宝宝的病会好得更快。

在日常生活当中，父母平时应多替宝宝做好预防的措施，而不是等到孩子病了才开始着急。应该避免让孩子接触如花粉、尘螨、烟雾、油烟、油漆、宠物等过敏源，同时还要注意调节宝宝的饮食，避免让宝宝吃虾、蟹以及含色素、香精、防腐剂的食物，这样才能使孩子身体健康，远离哮喘的困扰。

🌿 小儿便秘

【病证描述】

很多年轻的父母可能都遇到过这样一个问题：当孩子到了一个完全陌生的环境中，或者是饮食突然改变，比较单一的时候，就会有好几天不解大便，虽不是什么大病，但却也让人很着急。

其根本原因便是小儿为稚阴稚阳之体，很容易被伤及到正气，所以，一旦小儿便秘的话，就非常难用大人的药或是治疗方法来对其进行改善，幸好有通便经络操，父母可以用这套按摩操来将正气再次送还给孩子。

【经络疗法】

事实上，宝宝的便秘，是分为实秘和虚秘两种情况的。

先来说说实秘。实秘宝宝的大便呈干结状，经常会出现口干口臭或者是有嗳气的现象，小便不仅黄而且少。这种情况便是属于东西吃多了，肠胃积聚了太多的热量而造成的，这时候可以先清大肠300次，由虎口直推向食指端；然后再对足三里穴进行大约3分钟的按揉。

而那些患有由气血虚弱所致的便秘，也就是虚秘的孩子一般表现为说话声音小，有气无力，等等。这是因为身体血气虚损不能滋润大肠而造成的。所以我们可以从胃经着手，用右手拇指从小孩大拇指掌面第2节，即胃经点推向掌心，推100次左右；然后补脾经300次，即在孩子的拇指指腹上进行旋转按摩。

通过这种方式来治疗小儿便秘具有很好的效果，一般情况下，连续推3次小儿就能够解下大便。不过需要提醒大家的是，按摩之前要在按摩位置涂上婴儿油或者是爽身粉，这样可以起到润滑作用，保护宝宝的皮肤。

如果你一时间无法判断孩子是实秘还是虚秘的话，那么便可以采用一种治疗便秘时通用的按摩方法。就是在孩子出现便秘后按揉阳池穴、推按承山穴，并按揉腹部，这样就可以缓解孩子的便秘症状。

阳池穴是治疗便秘的主要穴位，位于孩子腕背横纹上，前对中指、无名指指缝，具有温肾补阳的作用，用拇指在此穴位上进行旋转按揉，持续进行1~2分钟，力度要稍微大一些，进行较强的刺激，便会具有很好的通便作用。

承山穴则位于腿肚，当伸直小腿和足跟上提时腓肠肌两肌腹之间凹陷的顶端处。按摩此穴位需要自下而上直推 50 ~ 100 次，能够通经络、辅助排便。

在推摩腹部的时候，要用指腹在腹部进行顺时针方向的旋转快摩，直至感觉到腹部发热、变软即可停下。一般 1 天按摩 1 次，5 天为一疗程，便秘急性期按摩 1 ~ 2 次即可见效。

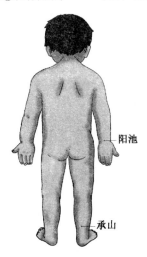

【日常护理】

当然，想要预防孩子便秘，最为重要的还是要让孩子养成良好的排便习惯，每天按时坐盆排便，这才是治本的方法。同时，在饮食方面，父母要注意改变单一的饮食结构，让孩子多吃一些蔬菜以及粗纤维食物。满周岁的孩子可以适当吃一些香蕉、红薯等润肠食品，避免进食辛辣刺激或者是难以消化的食物。

🌸 发育迟缓

【病证描述】

如果孩子在长身体的时候发育不好，长得慢的话，最发愁的恐怕就要属家长了。为了能够让孩子长得又高又壮，有些家长便会让孩子试用不少的增高类产品，但是却非常难见效果。还有的家长在三餐的烹调上加倍用心，给孩子猛吃鸡、鱼、肉、蛋，结果孩子个头没长多少，腰围倒是上去了。这从某种意义上来说，也是孩子体质不好的一种具体表现。

【经络疗法】

其实，让孩子长个子的"天然药库"就在他们自己身上，只要找到涌泉、足三里和三阴交这三个穴位，并将它们搭配起来使用就是令小孩增高的独家秘诀。

为什么对这三个穴位进行按揉可以很有效地令孩子增高呢？从中医的观点来看，儿童身高增长缓慢或者长不到正常的高度，主要是由两个原因造成的。

一个是脾胃虚弱，气血不足，营养得不到很好的供给，就会生发无力；另外一个则是肝肾郁结，全身的气血不畅通，结果也会导致生发不畅。

对于这个问题，最好的解决办法就是父母从疏通经络、活跃气血两个重要的方面着手，积极调动孩子的身体潜能，改善孩子的脏腑功能，才可以从根本上解决问题。上面说的这套方案完全符合这些"药理"，而且要比许多药都灵得多。

在晚上睡觉之前，给孩子按揉涌泉穴大约 80 次；然后再按揉足三里穴大约 100 次；最后是三阴交穴，按揉大约 80 次。

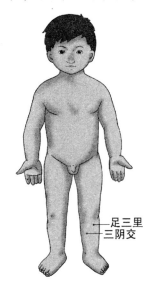

足三里
三阴交

【日常护理】

除去上面的这点建议之外，父母可以陪他们打打羽毛球、篮球，跳跳绳等，最好是多进行一些以下肢运动为主的锻炼，这样对于孩子的身高增长是非常有帮助的。

除去上面所提到的之外，让小孩脱掉鞋子，光着脚丫子走路也是一个非常好的促进孩子长高的办法。因为脚底密集着很多的经络，赤脚行走可以刺激到很多相关的穴位，促进孩子身高增长。建议每周可以让孩子赤脚锻炼 1 ~ 2 次，每次进行 15 分钟，这样持之以恒进行下去，必然会对身体骨骼的发育产生有益的影响。

第三章

经络养生赶走亚健康

亚健康是介于健康与疾病之间的状态。如果把健康和疾病看做是生命过程的两端的话，那么它就像一个两头尖的橄榄中间凸出的一大块，正是处于健康与疾病两者之间的过渡状态。亚健康人群普遍存在"六高一低"，即高负荷（心理和体力）、高血压、高血脂、高血糖、高体重、高血黏度、免疫功能低。

　　现在国际公认应对亚健康最好的办法是经络按摩法，它无创伤性、无痛苦、无副作用，安全可靠，集保健、医疗于一体。

❦ 失眠

【病证描述】

失眠，中医又称为"不寐"，是一种经常性不能获得正常睡眠的病证，主要表现为入眠困难，或睡眠时间不足，或睡后梦多，或睡眠不深以致醒后疲倦，严重者可彻夜不眠。其发病时间可长可短，短者数天可好转，长者持续数日难以恢复。

失眠会引起人的疲劳感、不安、全身不适、无精打采、反应迟缓、头痛、注意力不能集中，它的最大影响是精神方面的，严重一点会导致精神分裂和抑郁症、焦虑症、自主神经功能紊乱等功能性疾病，以及各个系统疾病，如心血管系统、消化系统等等。

中医认为，失眠的病因很多，涉及五脏六腑，但其病机则主要与营卫气血运行失度密切相关。患者往往先是由情志失调导致失眠，继而失眠反过来又加剧了情志的混乱，造成气血失衡。因此，治疗失眠关键在于调畅脏腑气血，而在脏腑中肝是主谋虑、疏泄和藏魂的，与气血调畅的关系最为密切，于是"治肝为先，调畅气血枢机"就成了治疗顽固性不寐的最佳方法。

【经络疗法】

1. 推拿疗法

临睡前，先取坐位，全身放松，全神贯注。

（1）推脊柱：用双手拇指第一关节沿脊柱两旁（脊柱中线旁开两横指处）自上而下推 20~30 次。

（2）摩足心：用手掌根部摩足心上的涌泉穴 20~30 次，右手摩左足，左手摩右足。

然后脱衣仰卧于被内，双目自然闭合，进行以下推拿。

（3）推眉弓：用双手食指第二节内侧从两眉内侧推向外侧，连续推 20~30 次。

（4）按太阳：用拇、食两指指面按两侧太阳穴，约 20 秒钟左右。

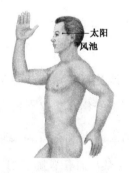
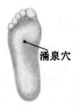

太阳
风池
涌泉穴

（5）推颞叶：用双手大拇指沿头颅两侧颞部由前向后推 20~30 次。

（6）按风池：用双手拇指指端按两侧风池穴，以有酸胀感为度。

（7）摩中脘：用手掌掌面循顺时针方向摩中脘穴，约 100 次
左右。

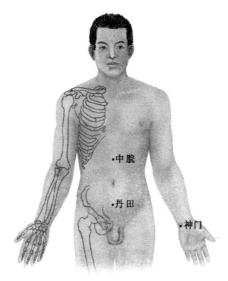

（8）摩丹田：用手掌掌面循顺时针方向摩丹田穴，约 100 次
左右。

2. 艾灸疗法

自己每天睡前，先用左手持艾条灸右侧神门穴 10 分钟，再
用或手持艾条悬灸左侧神门穴 10 分钟。此法可以消除疲劳，改
善睡眠质量。

【日常护理】

（1）睡前不要喝咖啡、浓茶，也不要吸烟，因为这些物质对

入眠有一定的负面影响，可以喝些牛奶、淡淡的绿茶。

（2）宜经常食用红枣、薏米、玉米、小米等补气血的食材做的粥，因为总失眠会影响气血的生成。

（3）睡前可以把手叠放在小腹上，采用腹式呼吸，把注意力转移到小腹，可以配合默念数数，能够很快的入睡，而且还有瘦腹部的功效。

（4）睡前可以用微烫的热水泡泡脚，至额头有些小虚汗为佳，可用镂空的磨脚石搓一搓，促进血液循环，改善睡眠质量。

（5）除了郁金香之外，卧室里最好不要有花卉，因为它们能引起人们的过敏反应。

（6）定期运动不但有助于缓解压力，减少梦中惊醒，减轻失眠症状，而且可以延长深睡眠的时间，但需要注意的是，睡前2小时内不宜进行运动，因为运动会提高人体的体温，促进肾上腺素的分泌，使人精神振奋，难以入睡。

头痛

【病证描述】

头痛是临床上常见的症状之一，通常是指局限于头颅上半部，包括眉弓、耳轮上缘和枕外隆突连线以上部位的疼痛。头痛的原因繁多，即可作为神经系统原发病的一个早期症状或中、晚期症状，如脑出血患者多较早出现剧烈头痛，脑肿瘤患者以头痛为主诉者更是普遍；头痛也可以是颈部疾病、肩部疾病及背部疾病的症状，还可以是全身疾病在头部的一个表现形式，如严重的细菌性感染时出现的头痛。

正是由于引起头痛的原因多而复杂，因此其临床分类也十分复杂。国际头痛学会按其功能将头痛分类为：偏头痛、紧张型头痛、从急性头痛和慢性阵发性半边头痛、非器质性病变的头痛、头颅外伤引起的头痛、血管疾病性头痛、血管性颅内疾病引起的头痛、其他物品的应用和机械引起的头痛、非颅脑感染引起的头痛、代谢性疾病引起的头痛、颜面五官或头颅其他结构疾患引起的头痛或面部痛、颅神经痛、神经干痛传入性头痛及颈源性头痛等。

【经络疗法】

1. 推拿疗法

（1）推印堂：用拇指指面自印堂穴向上推动，约20次左右。

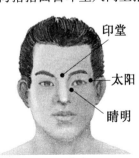

（2）点睛明：用拇、食指指端点两侧睛明穴（内眼角向上1分处）眼眶方向用力，以有酸胀感为度。

（3）按太阳：用拇、食指指面按两侧太阳穴，约20秒钟左右。

（4）按风池：用双手拇指指端按两侧风池穴，以有酸胀感为度。

（5）梳头皮：两手手指弯曲呈钩状，用双手五指指端自印堂穴向上往后至两侧风池穴；先梳头顶部，再梳头角部，再梳侧头部，共梳30次，然后用双手掌面摩头皮约20秒钟左右。

2. 药枕疗法

将霜桑叶阴干制枕，具安神之功，能治头晕目眩之症。

【日常护理】

（1）应避免应用致敏的药物及某些辛辣刺激性食物，煎、炸食物以及酪胺含量高的易诱发偏头痛的食物，如巧克力、乳酪、柑橘、冷饮、酒精类食物，多食富含维生素 B_1 的谷类、豆类食物以及新鲜水果、蔬菜等。

（2）起床时间不能早于6：30，最好可以午休小憩一会儿，晚间休息前不宜饱食、饮浓茶或做过量的运动。要熄灯睡觉，创造一个安静的休息环境，以降低大脑皮质兴奋性，使之尽快进入睡眠状态。

（3）尽量保持稳定、乐观的心理状态，遇事要沉着冷静，学会客观、理智地对待事情，不要过喜、过悲、过怒、过忧，如果确实有自己不能解决的问题，也要学会控制情绪，进行自我调节。

✧ 健忘

【病证描述】

健忘是指记忆力差、遇事易忘的症状。一般长时间用脑，不注意休息，就会导致头昏脑胀、反应迟钝、思维能力下降，以至于出现记忆力差、遇事易忘等症状。这种情况在医学上称为功能性健忘。人到了中年，肩负工作重任，家务劳动繁多，学的东西记忆在大脑皮层的特定部位常常扎得不深，也会导致功能性健忘。

除此之外，还有器质性健忘，它是由于大脑皮层记忆神经出现问题，包括脑肿瘤、脑外伤、脑炎等，造成记忆力减退或丧失；某些全身性严重疾病，如内分泌功能障碍、营养不良、慢性中毒等，也会损害大脑造成健忘。同时，随着年龄的增长，大脑本身也会发生一定程度的退行性变化，或者由于脑部动脉逐渐硬化而导致脑功能衰退。

【经络疗法】

推拿疗法

（1）搓擦脑额：以掌心搓擦两眉上脑额十余次。

（2）叩头、揉发根：先以双手十指轻叩击整个头部十余次，继之以十指稍用力揉擦整个头根十余次。

（3）干擦脸：部按摩预防健忘和痴呆的最后一个步骤是干擦脸，即以两手掌根从眉眼开始向下稍用力地挼擦至下颏十余次。

（4）穴位按摩：两手十指从前发际到后发际，做"梳头"动作12次；然后两手拇指按在两侧太阳穴，其余四指顶住头顶，从上而下，由下而上做直线按摩12次；最后，两拇指在太阳穴，用较强的力量做旋转按动，先顺时针转，后逆时针转，各12次。

【日常护理】

（1）勤于用脑，对新事物要保持浓厚的兴趣，适当地有意识记一些东西，如记日记及喜欢的歌词等。

（2）保持良好情绪。良好的情绪有利于神经系统与各器官、系统的协调统一，使机体的生理代谢处于最佳状态，从而反馈性地增强大脑细胞的活力，对提高记忆力颇有裨益。

（3）要保证睡眠的质量和时间，睡眠使脑细胞处于抑制状态，消耗的能量得到补充。

（4）从饮食方面来讲，造成记忆力低下的元凶是甜食和咸食，而多吃维生素、矿物质、纤维质丰富的蔬菜水果可以提高记忆力。咖啡可以在短时间内使大脑兴奋，如果需要我们集中注意力、记忆力做事，可以事先喝一杯咖啡。

（5）摸索出一些适合自己的记忆方法，对一定要记住的事情最好写在笔记本或便条上，外出购物或出差时列一个单子，将必须处理的事情列举出来……这些都是一些可取的记忆方法。

🎐 耳鸣

【病证描述】

有些人常感到耳朵里有一些特殊的声音如嗡嗡、嘶嘶或尖锐的哨声等，但周围却找不到相应的声源，这种情况即为耳鸣。耳鸣使人心烦意乱、坐卧不安，严重者可影响正常的生活和工作。一般来讲，耳鸣可以由情绪激动、焦虑不安、精神紧张等诱发，也可以由耳部疾病导致。

由耳部疾病引起的耳鸣，称为耳源性耳鸣。它一般为低音调，如刮风、火车或机器运转的轰鸣声，也可能是高音调的，如蝉鸣、吹哨或汽笛声。外耳道疾病如耳垢（耵聍）、异物、肿瘤、真菌病，或炎症肿胀等堵塞，均可导致耳鸣，其症状轻重与堵塞程度有关。中耳疾病中，少数慢性中耳炎患者可有耳鸣，但程度轻微。鼓室负压、听骨链粘连或固定等，均可引起耳鸣。耳硬化症的耳鸣较为明显，开始为间歇性低音调，以后逐渐加重，并可转变为持续性，这类患者甚感痛苦。内耳疾病所引起的耳鸣，多属高音调，呈间歇性或持续性。

【经络疗法】

1. 推拿疗法

（1）用食指和大拇指轻揉听会穴 5 分钟左右，约 350 ~ 400 次。

（2）两掌搓热，用两掌心掩耳，十指按在头后部。再将食指叠在中指上，敲击枕骨下方约 50 次，使耳内听到类似击鼓的声音。

（3）用食指和大拇指，先从上至下按捏耳郭，然后从下至下按捏，这样反复按捏至双耳直至有发热感，共按捏耳郭 100 次。

（4）按摩合谷穴 80 次。

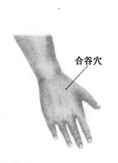
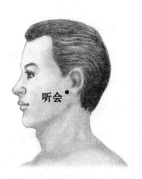

合谷穴

听会

2. 艾灸疗法

每晚睡前俯卧床上，将艾条点燃在肾俞、命门穴上悬灸，每穴 5 分钟，至局部皮肤潮红。此法能补肾益气聪耳。

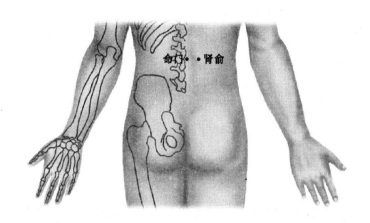

3. 导引疗法

定息静坐，咬紧牙关，以两指捏鼻孔，怒睁双目，使气窜入耳窍，至感觉轰轰有声为止。每日数次，连做 2~3 天。本法对缓解耳鸣有一定效果。

【日常护理】

（1）一旦患有耳鸣，要在积极治疗的同时，做好与耳鸣长期共存的思想准备。

（2）耳鸣患者应避免与噪声接触。

（3）耳鸣患者在治疗过程中应尽量减少吸烟和饮酒。

（4）耳鸣患者的饮食应富含营养，可多食牛奶、鱼肉、豆制品及新鲜蔬果等，还应食用些具有滋补肾精功效的食物，如胡桃肉、桂圆肉、黑芝麻等，对治疗耳聋很有帮助。

🎴 焦虑

【病证描述】

焦虑是一种没有明确原因，而令人感到不愉快的紧张状态。适度的焦虑可以提高人的警觉度，充分调动身心潜能。但如果焦虑过度，则会妨碍应付、处理危机的能力，甚至妨碍日常生活。

处于焦虑状态时，人们常常有一种说不出的紧张与恐惧，或难以忍受的不适感，主观感觉多为心悸、心慌、忧虑、沮丧、灰心、自卑，但又无法克服，整日忧心忡忡，似乎感到灾难临头，甚至还担心自己可能会因失去控制而精神错乱。在情绪上整天愁眉不展、神色抑郁，似乎有无限的忧伤与哀愁，记忆力衰退，兴味索然，注意力涣散；在行为方面，常常坐立不安，走来走去，抓耳挠腮，不能安静下来。

【经络疗法】

1. 刮痧疗法

选择刮痧板，让患者取坐位、仰卧位或俯卧位。自上而下缓慢刮拭膻中、神门、内关、肝俞、支沟、丰隆、阳陵泉。每个穴位要刮至出痧为止。此法可以改善睡眠，消除心理焦虑。

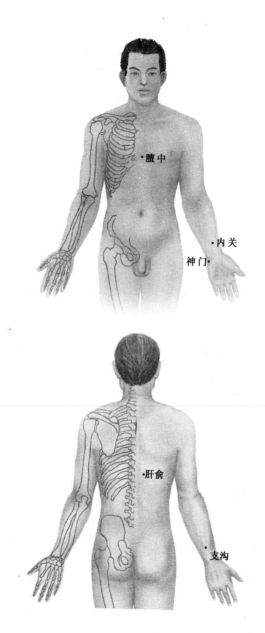

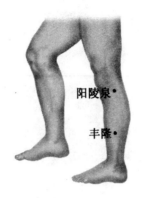

阳陵泉·

丰隆·

2. 导引疗法

端坐不动，闭上双眼，然后开始给自己下达指令："头部放松、颈部放松"，直至四肢、手指、脚趾放松。运用意识的力量使自己全身放松，处在一个松和静的状态中，随着周身的放松，焦虑心理可以慢慢得到平缓，可以想象自己在碧波荡漾的海边或湖边，沐浴温暖和煦的阳光，听得见波涛轻拍岸石的声音，闻得出空气中清新宜人的气息……让自己的身与心得到全面放松，抛弃过分的焦虑。

【日常护理】

（1）担心睡不好或是认真地去睡觉，只会用脑过度，使自己更难入睡，所以您所要做的只有放松自己，等待睡眠自然地发生。

（2）不要在床上看书报杂志、抽烟或看电视，更不要在床上想事情。

（3）避免饮用过量的咖啡、酒，也不要吸烟，因为这些都会导致中枢神经兴奋。

嗜睡

【病证描述】

　　嗜睡是一种过度的白天睡眠或睡眠发作，它能引起不可抑制性睡眠的发生。嗜睡者的突然睡眠会经常发生，且发生的时间不合时宜，例如当说话、吃饭或驾车时。尽管睡眠可以发生在任何时间，但最常发生的是在不活动或单调、重复性活动阶段。

　　造成嗜睡的原因有多种，主要包括：①夜间睡眠差，或睡觉时打呼噜，并有呼吸间歇现象，影响了睡眠质量；②营养不足容易导致困乏爱睡，应补充蛋白质，会使嗜睡好转；③青少年或中青年肥胖、体重超重也会引起白天过度困倦；④抑郁症患者，白天感到过于困倦的几率是正常人的 3 倍；⑤某些生理性疾病，如糖尿病患者出现日间嗜睡的可能性是其他人的 2 倍，又如甲状腺患者由于基础代谢低，常有嗜睡的表现。

【经络疗法】

1. 推拿疗法

（1）右手大拇指与食指轻轻夹住左手大拇指指甲两侧的凹陷

处，以垂直方式轻轻揉捏此穴位，主要按摩点在食指，按完左手，再按右手。注意：要慢慢出力揉捏，不要用蛮力。本法有助于帮嗜睡患者恢复元气，提振精神。

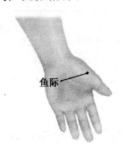

鱼际

（2）右手大拇指按压左手大拇指下掌面大鱼际处，这也是脾的反射区。先按左手再按右手。拇指按下去后，轻揉每个地方，感觉痛的地方可多揉。

2. 其他疗法

困倦时，可闻闻风油精、清凉油、花露水以及点燃的卫生香味道，可驱除困意，振作精神。如果能因地制宜，在居室、阳台或庭院中种养一些有芳香味又可提神的时令花草，对缓解乏意也有益处。

【日常护理】

（1）多寐患者困倦思睡时，可用具有芳香气味的牙膏刷牙漱口，并用冷水洗脸，提高机体神经系统的兴奋度，从而达到消解困乏的目的。

（2）一日三餐不要吃得太饱，最好一天能吃三到五顿，否则胃过度膨胀，人容易犯困。

（3）生活节奏要把握好，不要熬通宵，要养成比较有规律的生活习惯。

（4）进行一些适量的健身锻炼项目，如清晨信步漫行、做操、跑步、打太极拳等，可有效地改善生理机能，使身体呼吸代谢功能增大，加速体内循环，提高大脑的供氧量，从而缓解嗜睡。

（5）如果长期在室内，也可在室内添置一些色彩艳丽并富有生机的饰物以及花草，给人以一种赏心悦目之感。这种良好的视觉刺激有利于消除嗜睡。

❀ 消化不良

【病证描述】

消化不良实际上是所有胃部不适的总称，提示消化过程受到某种因素的干扰。现代医学认为，消化不良是由消化系统本身的疾病或其他疾病所引起的消化机能紊乱症候群。本证常因暴饮暴食、时饱时饥、偏食辛辣甘肥或过冷、过热、过硬之食物而引起。

上腹部疼痛是消化不良最常见的症状。疼痛多无明显的规律性，特点与胃溃疡极相似。早饱、上腹胀、嗳气也为常见的症状，可单独或一组症状出现，有时伴有腹痛。相当多的患者伴有失眠、焦虑、抑郁、头痛、注意力不集中等精神症状，可能与患者对某些疾病的恐惧心理有关。

【经络疗法】

1. 推拿疗法

直推胸腹部，然后按揉足三里和中脘穴。直推胸腹就是从上腹部向下直推到小腹部，力量要稍微大一点，以带动皮下的肌肉为度。每天饭后半小时开始，重复 100 次。本法可有效缓解长期腹胀。

2. 艾灸疗法

选择艾条悬起灸，让患者取仰卧或俯卧位。在患者的足三

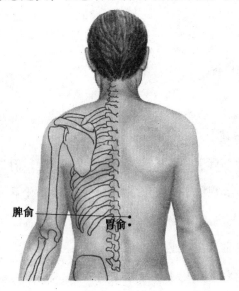

脾俞

胃俞

里、脾俞、胃俞、天枢、中脘取穴。每次取 1 ~ 2 个穴位，每穴持续艾灸 10 ~ 20 分钟，每天或隔 1 天灸 1 次。此法可治疗消化不良、食欲不佳、胃胀腹泻等症状。

3. 拔罐疗法

使用真空罐吸拔，让患者坐在椅子上，在章门、中脘、足三里、阴陵泉、三阴交取穴。每次拔罐 2 ~ 3 个穴，留罐 10 ~ 15 分钟，隔 2 ~ 3 天 1 次，1 个月为 1 个疗程。此法可以调节脾胃功能，保证气血旺盛。经常腹胀、呃逆、胃气不舒，可用此法调节。

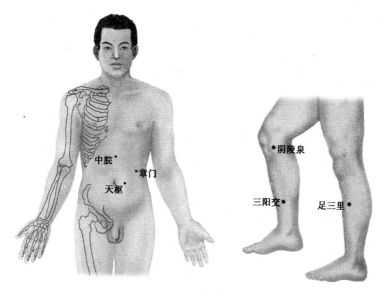

【日常护理】

（1）入秋之后，昼夜温差变化大，要注意胃部的保暖，适时增添衣服，夜晚睡觉盖好被褥，以防腹部着凉而引发胃痛或加重旧病。

（2）饮食应以温、软、淡、素、鲜为宜，做到定时定量，少食多餐，使胃中经常有食物和胃酸进行中和。

（3）消化不良等症的发生与发展，与人的情绪、心态密切相关。因此，要讲究心理卫生，保持精神愉快和情绪稳定，避免紧张、焦虑、恼怒等不良情绪的刺激。同时，注意劳逸结合，防止过度疲劳而使胃病加重。

❀ 便秘

【病证描述】

科学地讲，便秘不是一种具体的病名，而是多种疾病的一个症状。便秘指粪便在人体的肠内停留过久，以致使排便次数减少、粪便干结、排出困难或不尽。便秘有轻有重，不过无论哪种情况，都会让人感到烦恼。时间上可以是暂时的，也可以是长久的。

如果你有此类症状，说明得便秘了：①排便次数减少，2～3天或更长时间一次；②没有固定而规律的排泄时间；③粪质干硬，常觉得排便很困难；④常觉得腹胀，腹痛，食欲减退；⑤会排出难闻的矢气。

【经络疗法】

1. 推拿疗法

（1）推下腰椎：用手掌小鱼际（稍涂些润滑剂），在脊柱两侧自第 4 腰椎至尾椎自上而下用推法。推至有热感为止。

（2）摩腹：用手掌掌面在脐周围，循顺时针方向摩腹，以有温热感为度。

（3）点足三里：用拇指指端点足三里穴，约 20 秒钟左右。

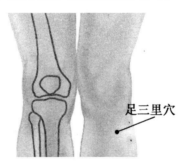

足三里穴

2. 贴敷疗法

连须葱白、生姜、淡豆豉、炒食盐，共捣成饼，敷脐部，本法可治疗老年便秘。

【日常护理】

（1）一定要吃早饭，这样才能刺激肠蠕动，使粪便正常通行和排出体外。

（2）吃的不要太过精细，要注意吃些粗粮和杂粮，因为粗粮、杂粮消化后残渣多，可以增加对肠管的刺激量，利于大便运行。

（3）要多喝水，特别是重体力劳动者，因出汗多，呼吸量大，水分消耗多，肠管内水分必然被大量吸收，所以要预防大便干燥就得多喝水。

（4）对经常容易发生便秘者一定要注意把大便安排在合理时间，每到时间就去上厕所，养成一个良好的排便习惯。

视疲劳

【病证描述】

视疲劳，也称眼疲劳，是目前眼科常见的一种病证，主要是由于我们平时全神贯注地用眼，眼睛眨眼次数减少，造成眼泪分泌相应减少，同时闪烁荧屏强烈刺激眼睛而引起的。

视疲劳患者的症状多种多样，常见的有近距离工作不能持久，感觉眼内发胀、发酸、灼热，出现眼及眼眶周围疼痛、视物模糊、眼睛干涩、流泪等，严重者还会伴有头痛、恶心、眩晕、精神萎靡、注意力不集中、记忆力下降、食欲不振等。

【经络疗法】

1. 推拿疗法

（1）用食指，从鼻根（也就是我们称为山根的地方，位于两眼之间）到印堂穴由下向上轻轻揉按。

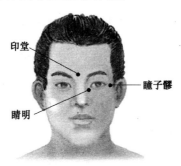

印堂

瞳子髎

睛明

（2）接着用双手食指按压两侧睛明穴，同时上半身前倾进行加压。

（3）最后用双手食指按压两侧瞳子髎穴，头部前倾同时加压。

2. 导引疗法

缓解视疲劳，还有一个特别简单的方法。就是经常转眼睛，这样可以提高视神经的灵活性、增强视力和减少眼疾的功效。方法：先左右，后上下，各转十多次眼珠。需要注意的是运转眼珠，宜不急不躁地进行。

3. 其他疗法

将一条干净的毛巾浸入热水中，另一条毛巾浸入加了冰块的冷水中，先用热毛巾敷眼睛约五分钟，然后再用冷毛巾五分钟。

【日常护理】

（1）改善工作环境，照明光线应明暗适中，直接照明与间接照明相结合，使工作物周围的亮度不过分低于工作物亮度。

（2）干燥季节或使用空调时，室内要保持一定的湿度。

（3）长期使用电脑时，荧屏的清晰度要好，亮度要适中，眼睛与屏幕的距离应在 60 厘米左右，双眼平视或轻度向下注视荧光屏，每工作 1 小时休息 5 ~ 10 分钟，尽量远眺、放松，并多眨眼睛。

（4）多吃富含维生素 A、B 族维生素的食物，如胡萝卜、韭菜、菠菜、番茄、豆腐、牛奶、鸡蛋、动物肝脏、瘦肉等，有利于保护视力。

❦ 体质虚弱

【病证描述】

体质虚弱，中医上称为"虚证"。它是指脏腑亏损、气血阴阳不足所引起的多种慢性虚弱症候的总称，分为气虚、血虚、阴虚、阳虚四种类型。

气虚指人的气力不足，体力和精力都感到缺乏，稍微劳作便有疲劳之感。常表现为少气懒言，语声低微，疲倦乏力，常自汗出，动则尤甚，舌淡苔白，脉虚弱等。

血虚指血液不足或血的濡养功能减退出现一些变化，临床常易表现为面色苍白无华，口唇淡白，头晕眼花，舌质淡白，脉细无力，妇女月经量少、延期，甚至闭经等症状。

阴虚指常有虚火的一类体质，临床常表现为形体消瘦，面红潮热，五心烦热，口干咽燥，盗汗遗精，心烦眠少，舌红少苔，脉细数，不耐春夏，多喜冷饮等。

阳虚指机体阳气不足，即俗称"火力不足"，临床常出现怕寒喜暖，手足不温，口淡不渴，喜热饮食，饮食生冷则易腹痛腹泻，或胃脘冷痛，腰膝冷痛，小便清长，大便溏薄，舌体胖嫩，舌苔白滑，脉象沉溺等。

【经络疗法】

1. 刮痧疗法

用面刮法，从天突穴起，经璇玑、华盖、紫宫、玉堂、膻中刮至中庭穴。每个穴位要刮至痧痕为止。

2. 导引疗法

首先，让身体平躺在平面的实地板上，将双腿放松微曲，脚掌侧躺成外八字形，并分开与身同宽，使腰部贴紧地面，双手可按在胸部或腹部。接着深吸口气，利用腰腹部的力量把双腿平行往上翘起（脚后跟离地四寸左右），期间可自由换气并用意念守住腹部。就这样保持着这种姿势越久越好（大约可支持两分钟左右），直到腰部变得弯曲脱离地面为止。

当完成这组动作将双腿放回地面后，就会觉得气血翻腾，而

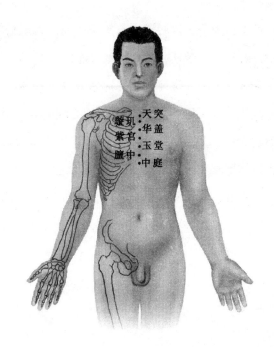

且腰腹部也会变得很充实。此时先不要急得起身，依旧保持原先姿势，让腰部贴紧地面，用力守住腹部并尽量往上提。然后深吸缓呼两、三分钟，觉得气血平复后再起身。

锻炼次数：刚开始可每天早晚各一次，之后可逐渐减少次数并延长间隔天数。

【日常护理】

阳虚的人应多吃温补、热量高而富有营养的食物，尤以蛋白质丰富的食物为主，如羊肉、鱼肉、生姜、大葱、丁香、肉桂、茴香、荔枝、龙眼肉等。

阴虚的人应多吃清补、甘凉性质、水分多、纤维素含量高的瓜果蔬菜，如菠菜、青菜、梨、香蕉、西瓜、柑橘、橙子、柚子、草莓、葡萄、银耳、黑木耳等，可以用来生津养液。

气虚的人应多吃味道甘甜、既不偏寒性也不偏热性、营养丰富、容易消化的食物，如牛肉、鸡肉、鱼肉、豆类、南瓜、胡萝卜、大枣、山药等。

血虚的人应多吃高铁、高蛋白、维生素丰富的食物，如猪牛羊肉及动物肝脏、乌骨鸡、鹌鹑、鱼肉、牛奶及奶制品、大枣、花生、黑芝麻、菠菜、苋菜等，以促进补血。

疲劳综合征

【病证描述】

疲劳综合征曾被称为"雅痞感冒"，几十年前当这种疾病刚刚在欧美发达国家出现时，曾经被讥笑为："一群歇斯底里、上流阶层白种女人的抱怨"，因为它虽然让人陷入无法解释的疲倦感、头痛、肌肉痛、失眠中，但很多人却认为这只是一些人的无病呻吟。但很快，随着生活节奏的日益提速，这种疲劳综合征开始迅速在全球蔓延。它的严重后果让人再也笑不出来，英国科学家贝弗里奇严肃地指出："疲劳过度的人是在追逐死亡！"

　　辨识疲劳综合征并不容易，因为它的症状变化很大，常见的包括发热、咽喉痛、淋巴结肿大、极度疲劳、食欲不振、复发性上呼吸道感染、小肠不适、黄疸、焦虑、忧郁、烦躁及情绪不稳、睡眠中断、对光及热敏感、暂时失去记忆力、无法集中注意力、头痛、痉挛、肌肉与关节痛。这些症状与感冒及其他病毒感染相似，因此容易误判。通常医师会误诊为臆想病、忧郁症，或精神引起的身体疾病。此症的女性比男性多出 3 倍。

【经络疗法】

推拿疗法

　　（1）按压列缺穴：紧紧压住并持续 1 分钟，然后在另一侧前臂上重复一次。

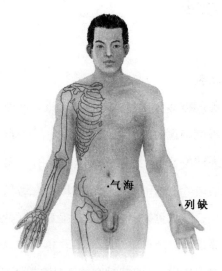

（2）按压气海穴：用你的食指逐渐深压，直至有抵抗感，持续1分钟。

（3）用右手的拇指按压左手指合谷穴1分钟，然后在右手上重复。孕妇最好不要使用此方法。

（4）用拇指按压足三里穴一分钟。

【日常护理】

（1）最好每年做一次体检，包括心电图及有关心脏的其他检查，以便早期发现高血压、高血脂、糖尿病，特别是隐性冠心病。

（2）善于劳逸结合。人人都要学会调节生活，可以选择短期旅游、爬山远眺等，多呼吸新鲜空气以增加精神活力，或是经常听音乐、跳舞、唱歌等，都是解除疲劳的有效方法，也是防止疲劳症的精神良药。

（3）日常要养成喝水的习惯，多吃富含铁、维生素及微量元素的食物，维生素的和微量元素不足极易造成疲劳，而铁质可起到补血作用，防止因血虚加重疲劳症状。

第四章

经络养生保健效果好

中医认为："不通则痛"，身体的各种不适实际上都源于经络不通。我们可能都有过这样的经验，坐的时间长了，腰背会酸痛；走路时间长，可能感到双腿发沉，于是我们就会不由自主地做出捶腰、拍肩、捶腿、揉腿等动作，很快就会觉得舒服了，这实际上就是最简单的畅通经络的方法。

　　打通经络就是获得健康的必经之路。

捏脊：增强免疫力的经络保健法

《黄帝内经》里说，督脉是诸阳之会，人体阳气借此宣发，它是元气的通道。我们经常会说"挺直你的脊梁"，就是因为那里最能够展现人的精气神，打通督脉可以起到祛病强身的功效。不过要怎么去打通它呢？捏脊就是一个非常不错的方法。捏脊能够很好地调节脏腑的生理功能，特别是对胃肠功能具有非常好的调节作用，可以有效地提高身体的抵抗力。但是在实际操作的时候，捏脊是需要家庭其他成员的帮助的。具体的操作方法如下。

取俯卧位，然后让家人用双手的拇指、中指和食指指腹，捏起你脊柱上面的皮肤，然后轻轻提起，从龟尾穴开始，一边捻动一边向上走，直至大椎穴为止。从下向上做，单方向进行，一般捏3~5遍，以皮肤微微发红为度。

在为家人捏脊的时候，一定要注意以下几点。

（1）应该沿着直线捏，不要歪斜。

（2）捏拿肌肤时要注意松紧适宜。

（3）应该避免肌肤从手指间滑脱。

除此之外，还有一个打通督脉的方法就是暖脊功，这其实是瑜伽的一种功法，在这里可以借用一下。很简单，就是抱成团，在地上打滚。不是真的滚，而是脊椎受力，以头臀为两头，像小船似的两边摇，这个方法非常有效，大家可以试一下。另外要注意这个动作最好是在地板上做，在床上或是在床垫上效果都不是很明显。

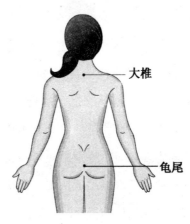

大椎

龟尾

运球操：柔缓画圆运动，疏通全身经络

这个动作可以让身体在柔缓的画圆运动当中疏通全身经络。

由起势开始，将右腿横跨一步，根据自身的耐受能力，将膝关节弯曲成90～135度成马步，即骑马蹲式，双臂前伸，双手五指自然分开成抱球状，并始终保持抱住假想中"球"的姿势，运用腰、髋、肩、背的活动，充分向左、右、上、下不同的方向转圈，颈部要随着轻微转动，眼睛要求时刻跟随运球的方向移动，只有这样才能够逐渐达到形、意、神合一的境地。

将这套动作重复进行 30 次。

实际上，这个动作是让全身都在一种柔缓的画圆运动当中疏通全身经络，算是经络保健功的热身环节。平时在闲暇的时候，或者是心情不好的时候，单独练习这个动作，也会收到解乏和轻松全身的效果。

❦ 踮脚法：活动手脚，增强气血活动

这套动作尤其适合高血压、糖尿病和轻度冠心病患者进行练习。

保持起势的姿势，将双手前甩过头顶，同时深吸气，接着将双手放到胸前，从胸前沿体侧将手向后尽量甩动，甩动时双脚踮起（提踵），同时呼气，反复进行 50 ~ 100 次。

在进行这套动作的时候，调息是非常重要的。

这套动作，尤其适合高血压、糖尿病以及轻度冠心病患者练习。这些慢性病综合治疗的理念主张让大肌群进行小强度、较长时间的运动，可增强心肌泵力、增加回心血量，能扩张外周血管，改善微循环，增加热量的消耗，同时还能增加机体的平衡性

以及协调性，增强上下肢的肌力。对于高血压、糖尿病以及轻度冠心病等慢性病均具有较好的辅助效果。

❧ 上下转动：通达气血，保健全身

所谓的上下转动，指的就是转动全身的各个部位，从眼球开始，自上而下，直至脚踝。在转动的过程当中，各个部位转动的幅度都要从小逐渐增大，并且要缓慢，方向左右交替，故而转转停停，能够令气血贯穿上下，通达全身。这套动作自上而下刚好要转动六个部位，即转眼、转颈、转肩、转腰、转胯和转膝踝6个动作。

1. 转眼

在做这个动作的时候，一定要尽量睁大双眼平视前方，以能看到远处的绿树为度，维持10秒钟，头身保持不动，开始按照"左→上→右→下→左"的顺序缓慢转动，并逐渐将转动的幅度放大，正反方向各转3圈后，停下来闭眼休息5秒钟，再按照上述过程重复一遍。这个动作可以活动眼部肌肉，加快气血流通，既能缓解眼睛疲劳，又具有明目的效果。

2. 转颈

双脚自然分开，与肩同宽，挺胸收腹，双手自然下垂，身体保持不动，开始按照"左→后→前→左"的顺序缓慢转动颈部10圈，并逐渐放大转动的幅度，结束时，在后仰位静止5~10秒钟，手后伸。再按照上述过程的反方向重复一遍。这个动作可以活动颈部肌肉，加快气血流通，缓慢牵拉颈肌，从而缓解颈肌疲劳，有助于防治颈椎病。

3. 转肩

双脚自然分开，与肩同宽，挺胸收腹，双掌始终自然贴住大腿外侧。按照"上→前→下→后→上"的顺序缓慢做耸肩和转肩的旋转运动10圈，结束时，双手贴住大腿外侧不动，同时用力挺胸并向前探头，维持这个姿势10秒钟，再按照上述过程的反方向，即"上→后→下→前→上"的顺序重复一遍。结束时，双手仍然贴住大腿外侧不动，同时用力挺胸并向前探头，维持这个姿势10秒钟。这个动作能充分活动和牵拉肩颈部肌肉，令肩颈部经络畅通，防治颈椎病和肩周炎。

4. 转腰

双腿分开与肩同宽，缓慢转动腰部，先顺时针，后逆时针，各转20圈。在转腰的过程中，要始终将双手背放在腰部，握拳，并用指掌关节顶住腰骶部脊柱两侧，让腰部产生旋转力，使指掌关节一直处于按摩状态。每一次转腰练习结束时，均需保持双拳顶住腰部前挺，颈部后仰的姿势10秒钟，进一步增强腰肌的力量。这个动作可以充分活动和牵拉腰骶部的肌肉韧带，同时对腰骶部的经络进行按摩，有利于经络畅通，防治腰肌劳损等慢性腰腿痛。

5. 转胯

双腿分开，与肩同宽，膝关节微微弯曲，双手叉髋转动胯部，先顺时针，后逆时针。注意左旋转时，同时提肛，腰部以上要尽量保持端正，基本上只旋转胯部，每个方向转 20 圈。结束时，均须保持胯部前挺姿势 10 秒钟。这个动作可以充分活动、牵拉会阴部和髋部的肌肉韧带，对泌尿生殖系统的功能有保健作用。

6. 转膝踝

双腿分开，与肩同宽，膝关节微曲，用两个手掌轻按于两侧膝盖，同时向内、外或是同方向转动膝踝关节，每个方向转 20 圈。在结束时，双掌要保持稍用力后压的姿势，使膝关节尽量保持 10 秒钟。这个动作能够使膝踝关节得到活动，使下肢后群肌肉得到牵拉，有利于畅通下肢经络，提高膝踝关节灵活性。

梳头功：蕴藏多种保健功效

梳头功是一个类似梳理头发的动作，在这个简单的动作当中蕴藏着许多种保健功效。

具体的操作方法是：将双手五指微微张开，从前向后对头发进行 100 次的梳理。

在梳理过程中，应指掌并用，连梳带刮，有意让指力经过印堂、上星、头维、百会、风池等穴，尤其是梳理到头顶向后下方向时，遂改用双掌小鱼际，沿耳后，稍用力一直刮向颈根部，其中刮过的穴位包括翳风、翳明、风池穴等。

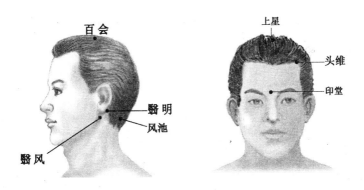

通过对头颈部的梳梳刮刮，产生热量，活跃气血，使头颈部交汇的多条经络贯通，增加了头颈部的供血量，起到了护发、提神、醒脑、明目的功效，还可缓解一些因慢性病引起的头痛症状。

❦ 推搓门脸：养益五官，改善各系统功能

推搓门脸具体来说包括推搓脸和胸腹部。这套动作通过揉通

身体前部经络，养益五官，令各个系统功能得到增强。

这套动作一般都先从推搓面部开始。

1. 推搓面部

这个动作要借助于双手的中指，用指腹推搓的手法对面部进行梳理，在梳理的过程中，要先沿眉毛上缘向外推压至太阳穴，重复进行 20~30 次。

然后再按照印堂→发际→眼圈→鼻翼两侧→口角，再回到印堂的顺序，推搓梳理面部皮肤，在推搓的过程当中，应该有意识地对印堂、睛明、四白、迎香和地仓等穴进行按压。

在用中指进行推搓时，大拇指沿着脸部外侧，也就是沿耳前下关、耳门、听宫、听会到颊车等穴一线来回推搓 20~30 次。见下图。

这个推推搓搓的练习可以改善面部气血运行，因此能美容颜，养益五官以及增强上呼吸道的抗病能力。

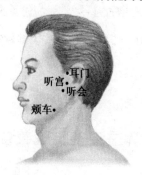

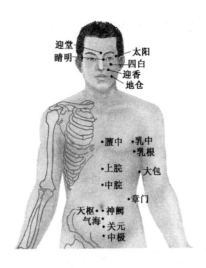

2. 推搓胸腹部

用双掌沿胸腹的正中线稍微用力，自上而下不断地进行左右画圆圈运动，同时当双掌向上的时候需要吸气，双掌向下的时候则需要呼气。这套动作实际上就是对胸腹部的各个穴位进行自我按摩。

其中按摩过程中所涉及的穴位包括：大包、乳中、乳根、章门、膻中、上脘、中脘、神阙、气海、关元、中极、天枢等穴。

推搓胸腹部对于胸腹部脏器的功能性疾患，比如说胸闷、心悸、气短、胃脘痛、腹痛、便秘、腹泻和消化不良等都具有一定的疗效。就上、中、下三焦而言，上焦心、肺主升发，中焦脾、胃、肝主运化，下焦肾主阴阳之本。上、中、下三焦调和能保证全身气化的正常。从虚实的角度来看，脏腹的功能性疾病是分虚证与实证的，实证宜通，虚证宜补。不管是虚证还是实证，都可以通过推搓胸腹部来起到一定的调节作用。所以说，经常推搓胸腹部能够改善心血管系统、呼吸系统、消化系统和泌尿生殖系统的功能。

拉扯疗法：补肾强身，通经活血

拉扯的力量可以对耳郭、颈肌进行刺激，同时还可以增强肢体关节的柔韧性，起到舒筋活络的作用。平时可以坚持练习，会收到明显的效果，特别是在补肾，颈部和肩部的保健方面，效果会更加明显。具体来说，这套动作包括提耳、横拉颈部和背后"握手言活"3个动作，具体操作方法为。

1. 提耳

这个动作可以补肾强身，抵抗衰老，是民间流传下来的一种古老的健身方法。

一侧手臂经过头顶，捏住对侧的耳朵，慢慢向上提拉耳郭，在持续用力的同时，突然松手，每侧反复进行30次。

传统中医学认为，耳朵是全身经络汇集的地方，联系全身各脏腑的穴位都在耳朵上有所分布，而耳又是肾之外窍，肾开窍于耳，主骨，生髓。在练习提耳的动作时，一般用一侧手臂绕过头顶，捏住对侧耳朵的部位都正好是耳轮的"三角窝"，这一区域对应着人体的生殖功能，对三角窝耳轮内侧缘的中点进行刺激，可以治疗女性月经不调，以及男性遗精、阳痿等症。

所以，以提耳时的爆发力反复刺激"三角窝"等部位，就产生了相当于耳针刺激的效果，可以补肾强身、抗衰老。

2. 横拉颈部

横拉颈部可以防治颈椎病。将头向左转，右手从右方放于颈后直至左下颌，用整个手掌将颈部捏紧，然后稍用力往回拉，头同时慢慢向右转动，连续进行 20 次，换左手以相反方向再做 20 次。

实际上，这个动作是使颈肌受到横向的按压和牵拉，能够明显改善颈部肌肉的血液循环，缓解由于颈椎病等引起的颈部气血不通。

3. 背后"握手言活"

这个动作之所以被称为"握手言活"，是因为通过"握手"的动作可以达到舒筋络、通气血的功效。

比如说，在冷天的时候，人们都会下意识地捏捏手或者搓搓手，这样便能够使手部丰富的经脉活跃起来，疏通气血，加快微循环，从而令人感觉到暖意。而背后握手这个动作，经过改良，比起一般搓手的效果要好很多。

这种握手的方法共有两种。一种是双手从身体两侧后伸相握，在向后抻拉的同时向上抬，尽量收腹挺胸，头向后仰，并坚持 5 ~ 10 秒钟。

第二种是一只手绕肩，另外一只手位于后背，两手上下相握，在收腹挺胸，头向后仰的同时，尽量用力拉紧，这个动作也需要坚持 5 ~ 10 秒钟。

这两种练习方法，均能通经脉、活气血，非常有助于防治颈椎病、肩周炎、肩背筋膜炎以及腰背肌劳损等症，特别适合那些久坐办公室埋头书案和长时间使用电脑的人们。每隔 40 ~ 50 分钟，认真将背后"握手言活"的两种方法做一次。

牵拉：减少运动损伤，健美身形

这个动作就是牵拉关节、肌肉、肌腱和韧带或者是对其进行施压来疏通经络，这是中医常用的一种方法，它不仅可以令关节、肌肉和韧带的气血得以流通，而且也可以增强它们以至整个肢体的柔软性和灵活性。

在运动的过程中，机体的各个关节都会产生伸屈或是旋转运动，如果关节的柔软性好，关节在伸屈或是旋转时，就不容易受伤。另外，柔软性对身体的协调性和灵活性的提高也有着直接的影响。协调性和灵活性，除了是身体素质的重要组成部分之外，还被我们看成是健美形象的重要因素。因为协调性和灵活性好的人，不仅运动时会显得英姿飒爽，而且在日常生活当中，它也可以使我们显得稳重机敏，待人接物显得更加庄重大方。

"牵拉"包含很多动作，其中较为常用的有抱头压肘肩、绕颈揪耳朵和弯腰触地这三个，下面便具体向大家介绍一下这三个动作。

1. 抱头压肘肩

将双臂举过头顶，双掌按住对侧的肘关节，分别向左右侧加压，同时还可以配合做相应的腰部侧弯动作，两侧各做 20 次。侧重对肩关节和躯干外侧肌群的牵拉，有利于增强肩关节和腰部的柔韧性，防治肩周炎和腰痛。

2. 绕颈揪耳朵

将一侧上臂屈曲，从前方绕过颈部，尽量去揪住同侧的耳朵。另外一侧的手掌可以按住这侧肘关节的外侧，向体侧加压，以增加对肩关节和颈肌的牵拉效果，每侧坚持 10～20 秒钟。有利于增强肩关节和颈肌的柔韧性，有助于防治肩周炎和颈椎病。

3. 弯腰触地

这个动作最普通，同时也是被练习得最广泛的，功效与压腿类同。在练习的时候，双腿并拢或者分开与肩同宽，向前弯腰，双手掌尽量触地，注意在做这个动作的时候双膝关节不能弯曲，并且还要尽量将脸部向下肢靠拢，要使动作富于节奏，最后静止10 秒钟，整个动作总共持续 1～2 分钟。

　　无论是避免、减少运动损伤，还是树立个人的健美形象，"弯弯压压"这套动作都是十分可取的，所以在平时可以多加练习。

双推墙：增强下肢力量，畅通机体气血

　　这个动作有助于保持和增强下肢的力量，有利于机体气血畅通。这个动作名称为什么要在"推墙"前面加上"双"字呢？因为这样便意味着推墙的动作要用双掌同时进行，记忆起来比较方便，接下来便为大家进行详细的解说。

　　（1）双脚自然分开，与肩同宽，挺胸收腹，双手掌心向下侧平举，自然放下并升至胸前交叉。

　　（2）伴随着深吸气，令双臂保持屈肘状向两侧平推开，推的过程中注意掌心向外。

　　（3）接下来深呼气并屏发暗力，缓缓将双手臂向外伸直，犹如双掌同时在推开两面墙一样。

　　所以，这招蹲起推墙又被叫做"双推墙"。在推的同时，注意慢慢下蹲至全蹲状，整个动作需要一气呵成。

　　（4）将双手慢慢放下，随着深吸气再慢慢站直，然后再深呼气一次，至此这个动作就算是完整结束了。需要反复做 10 ～

20 次。

这个动作的难度较大。如果在开始的时候蹲不下，也可以选择比较简单的普通蹲起动作，具体方法如下。

双脚自然分开，与肩同宽，挺胸收腹。双手抱头，腰部挺直，先进行高位下蹲，即膝关节弯曲至 90 度后起立，重复进行 10 ~ 20 次。

锻炼到体力允许的时候，便可以逐渐过渡到上面"蹲起推墙"的动作了。

俗话说，人老先老腿，这句话的意思便是说，人的衰老先是从腿脚无力开始的。"蹲起推墙"的练习，可以保持和增强下肢的力量，提高全身的协调性和稳定性，还可以促进外周血液回流至心脏，有利于机体气血的畅通。

在进行这个动作的时候，需要下肢力量进行支持，所以在练习时要注意安全循序渐进，先易后难，特别要注意防止摔倒。练习的过程当中不要屏气，一定要顺畅地进行深呼吸，否则便会引起血压的波动，对高血压患者不利。

拍打周身：疏通全身经脉

"拍打周身"是以对肢体主要穴位的拍打为主，同时兼顾对经络循行部位进行拍打的方法。具体是指采用手掌、手背或拳的不同部位拍打全身各处。拍打周身是经络保健操中比较核心、重要的一节，同时也是最为集中的直接刺激穴位的练习，做这节动作的时候要求具有丰富的腧穴知识，这样才能获得更好的保健功效。

在拍打的过程当中，手的不同部位会与被拍打的部位相互作用，这就会刺激到包括手足三阴经、三阳经，任脉、督脉等十四经脉上的穴位。《灵枢·逆顺肥瘦》篇曰："手之三阴从脏走手，手之三阳从手走头，足之三阳从头走足，足之三阴从足走腹。"故而循行联系规律为阳阳经衔接于四肢，阳阳经交汇于头面，阴阴经交接于胸部，所以只要拍打得当，在拍打时尽可能拍准穴位或者是经络循行的部位，便可以起到疏通全身经脉的效果。

另外，在拍打的过程当中还应该注意用腰身的自然扭转去带动双手发力，而且要用爆发力，力度要以穴位部位产生酸疼感为宜，每个部位最少需要拍打 20 ~ 30 次。

除此之外，拍打时还要注意呼吸的配合，一般都要求在拍打前吸气，拍打到身体的那一刻，要呼气，绝不能憋气。可以进行拍打的穴位和部位很多，下面仅选择一些常用的穴位或部位进行介绍。

1. 拍打上肢

拍打上肢能够使气血通达、阴阳调和。这个动作需要用手掌进行。由于上肢内外侧，按照前、中、后三条线分布有手三阴经和手三阳经，且相互连接。所以，我们拍打时，只需要遵循这些经络的走向，上下拍打 20～30 次，然后再左右交换。在拍打合谷、内关、外关、曲池等主要穴位时，可以加力多拍。

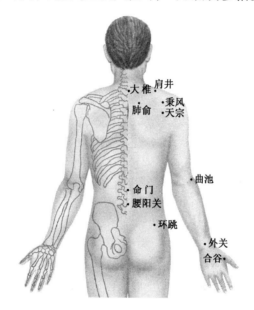

2. 拍打肩髃穴和肩关节周围

这个动作有助于防治肩周炎，要通过手掌来进行。对臂外侧三角肌正中的肩髃穴和肩关节周围丰富的腧穴进行左右交替的拍打，各进行 20～30 次。

3. 拍打肩井穴和秉风穴

这个动作需要用手掌进行，可以防治肩背和肩颈疼痛。在拍打的过程当中，肩井、秉风穴左右交替，各拍打 20～30 次。

4. 拍打肺俞和大椎穴

拍打这两个穴位可以使气机通畅，有利于增加上呼吸道的抗病能力。

用手掌对肺俞和大椎穴进行拍打，左右交替进行，各拍打20～30次。

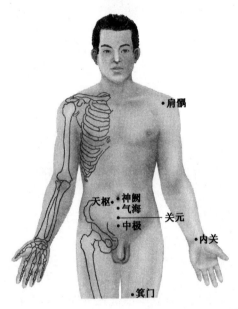

5. 拍打天宗穴

拍打天宗穴可以治疗肩背痛。用手掌对天宗穴进行拍打，左右交替，各拍打20～30次。如果拍打到位，又有力度的话，会感到整个肩背及上肢都产生酸麻感。

6. 拍打气海、命门穴

拍打这两个穴位可以调节消化系统、泌尿生殖系统及内分泌系统的功能。

两掌相向于腹部与腰部正中，同时发力拍打，除主要拍击气海和命门穴外，还应兼顾腹部的神阙、关元、中极、天枢和腰阳关穴。在每次拍打时，要同时呼气，这样做，既可以预防内脏震伤，又可以明显增强舒筋活络的效果。持续拍打 30~40 次。

7. 拍打脊柱与脊柱两侧

在拍打脊柱与脊柱两侧的时候要使用手背。在用手背左右交替拍打脊柱与脊柱两侧部位时，应特别注意要扭动腰身来带动双臂，拍打时，双臂要抡开，一定要有较大的爆发力。从骶部开始，逐渐向上拍打，上至不能再拍击为止，然后逐渐向下拍打，慢慢回到骶部。如此反复拍打 10~20 次。整个拍打过程，实际上是刺激分布在脊柱与脊柱两侧的督脉与足太阳膀胱经，这个动作可以疏通全身阳气，具有全面调节各个脏腑的功能，还可以防治肩周炎、腰肌劳损、腰腿疼痛以及颈椎病。

8. 拍打臀部和大小腿外侧

用拳的掌侧面对臀部和大小腿外侧进行有爆发力的拍击，这样可以明显缓解腰腿痛。按照前、中、后的位置，足三阳经脉都分布在人体大、小腿的外侧面，其中足阳明胃经在前，足少阳胆经居中，足太阳膀胱经行后。

在对这些部位进行拍击时，双侧要同时进行，以拍打环跳穴开始，自上而下，再自下而上依次从小腿外侧面的前、中、后位置进行循环拍打。将这些部位挨着拍打一遍即可。

9. 拍打大、小腿内侧

通过对大、小腿内侧进行拍打，可以防治腰腿痛、健脾胃、补肝肾。

在拍打这些部位的时候要用拳的小鱼际部进行。人体大、小腿内侧按照前、中、后位置，分布有足三阴经脉，足太阴脾经在前，足厥阴肝经居中，足少阴肾经行后。拍击时，双侧同时进行，以拍打箕门穴开始，自上而下，再自下而上依次从小腿内侧面的前、中、后位置循环拍打。

10. 拍打前胸

通过对前胸进行拍打，可以一吐郁闷，令心情变得愉快。

拍打左侧前胸用右掌，拍打右侧前胸用左掌。拍打之前先深深吸气，然后自上而下用稍快的节奏进行拍打，同时还要发出"啊"的声音并且深呼气。

晃抖法：让身体在颤动中放松

这套动作是经络保健操结束前的全身放松动作。

具体操作方法。

两腿分开，与肩同宽，双膝微微弯曲，两臂下垂，手指自然分开。闭眼，全身前后左右晃动和抖动 2 ~ 3 分钟。整个过程要随意一些，尽量使所有肢体的关节都能参与其中，包括颈、肩、肘、腕、腰、髋、膝、踝关节，所以口诀中强调"振全身"，就是说只有全身上下都不停地振动，才能够达到充分放松的效果。

晃动和抖动的幅度可从小到大，再逐渐从大到小，从慢至快，再逐渐转慢，至停止。

这一套动作可以使整个身体很快松弛下来，抖掉烦恼，抖掉疲劳，并能防治神经官能症、高血压，以及缓解各个关节的病痛。

第五章

经络养生是女人美丽的良药

现代女性肩负着事业和家庭两副重担，承受着巨大的压力，健康问题日益突显。经络养生可以救女人于危难之中，只要适当、正确、科学地按摩经络就能达到保健养生、美容养颜的效果。所以，学会用经络养生的女人，不仅有了个随身的保健医生，还有了个贴心的美容医师，既方便又省钱、省时，何乐而不为呢？

经络让你实现由内而外的美

"爱美之心，人皆有之"，谁不希望自己拥有完美的身材和漂亮的脸蛋？爱美的人们挤出时间、省下金钱，纷纷去美容院实现自己的梦想。而更多的人只能在家里凭着自己对美容的一知半解，涂啊、抹啊，甚至切番茄、刨黄瓜、榨柠檬，暗暗地下着"面子"上的工夫。然而，因未能掌握美容的真谛，常常事倍功半，甚至徒劳无功。那应该怎么办呢？怎样才能找到适合自己的美容良方？答案就是刺激经络。

人体的五脏六腑，内分泌腺，血管等的活动，无不受自律神经的支配，自律神经遍布全身，直接反映内脏机能的活动。皮肤粗糙、雀斑、皱纹、青春痘等肌肤问题都是脏腑机能失去平衡的表现。只要刺激人体的自律神经，增强其机能的活动能力，就可使腑脏功能恢复正常。

经络美容法就是根据经络控制自律神经，联系五脏六腑的理论，对相应的经络部位施以适当刺激，进而达到美容的目的。由于女性对皮肤的触摸特别敏感，而且敏感的时间比较长，所以经络美容法不仅能美化女性肌肤的外表，还能彻底消除妨碍女性肌肤美的隐患，促进肌肤发生质的变化，使女性无须在本身秀丽的肌肤上过多化妆，就会显得自然脱俗、光彩照人。"只有实现了内在的健康，才能实现外在的美"，这是经络美容理论的核心。

经络美容法是通过对人体的阴经中的肾经、肝经，阳经中的胃经、大肠经、小肠经、三焦经、膀胱经的刺激，来达到美容的目的。

刺激膀胱经可改善肥胖体质及因子宫发育不全或妊娠期、产褥后引起的雀斑，还可改善皮肤过敏等；刺激肝经可以祛除肥胖者的雀斑，改善灰黑色的皮肤，并能促进减肥；刺激胃经可以防止皮疹，令皮肤白嫩、改善瘦弱体质；刺激三焦经可以预防化脓，治疗粉刺，提早消除皮肤疾患；刺激小肠经和大肠经，可治愈皮疹，改善瘦型体质；刺激肾经可以去除瘦型体质的雀斑。

除了刺激经络外，还可以刺激穴位，即在经络上，对于自律神经特别有强刺激的点位，用指压做强刺激或用电刺激。此外，也可用毛刷或手掌刺激肌肤表面。

🦋 五行蝶展经络操：保养卵巢，提升活力

在社会快速发展的今天，女性承担了更多的社会责任，她们普遍都感到生活和工作的压力都非常大，因此有很多人都会出现

月经不调，脸颊长斑以及性欲减退等症状。有的人会说自己胸腹胀闷，总是想发脾气；有的人则会出现失眠烦躁，脸上长痘痘，心慌心悸；还有的人会说自己的胃口受到干扰，但是腹部脂肪却又堆积起来；还有的人说自己的乳房开始变得越来越干瘪，担心长期这样下去会失去魅力，令老公嫌弃自己。

其实，从中医的角度来看，她们的这些症状都是天葵衰竭阴阳失调。

在这里，有一套五行蝶展法可以推荐给大家。

（1）每晚9点的时候三焦经当令，这也是全身经脉大开的时候。可以穿上宽松的睡衣，在卵巢部（小腹部）进行轻轻地拍打。

（2）双臂向前，双腿向后，将四肢分开、伸直，保持与肩同宽。

（3）深吸一口气，在吸气的同时，将腰腹部使劲贴到床的上面，四肢和头颈则同时往上抬，使其悬起来，就像是蝴蝶展翅飞翔一样。这个展翅飞翔的动作至少要维持1分钟，同时尽量将吸进去的气屏住。想象这股气在腰腹部运动，然后再缓缓吐气，同时，四肢和头颈放回床上。吐气时，要想像自己把衰老、烦躁、浊毒这些令人烦恼的东西都给拽出来了，仿佛自己又回到了少女时代。

还有，在吐气的时候一定要慢、细。吸气和吐气各控制在1分钟左右，能延长时间更好，如此反复练习20分钟即可。

在练习这套五行蝶展法的时候，如果再能够配合听一些舒缓的古琴曲，则能够让你的呼吸更加绵长均匀。

这套方法能够保养卵巢，让你的眼睛变得黑亮，看起来比同龄人要更加年轻。

请注意，如果您在练习蝶展法的时候，腿部的筋被伸得有点疼的话，请不要担心，那是腿部的经络在进行自我调理和修复。这个时候只要坚持进行练习，令经络畅通了，疼痛也自然就消失了。

舒心安神操，安抚你每月的焦虑

在每次月经前的几天里，许多女性都会变得情绪不稳、焦虑紧张，甚至还会出现胸部肿胀、头痛和失眠的症状，注意力也很难集中。可是到了月经真正来潮的时候，这些症状又会消失，这种现象就是 PMS，也就是通常所说的经前综合征，是女人专属的情绪指标。

众所周知，许多女性在月经周期中存在情绪波动问题，尤其是在月经前和月经期，情绪十分低落，抑郁或脾气暴躁。主要表现为烦躁、焦虑、易怒、疲劳、头痛、乳房胀痛、腹胀、水肿等，其实，这全是心血不足惹的祸。有些女性本身心血不足，月经时大量气血又被派到冲任，心血更虚了，心主管神志，心自身都衰弱了，又怎么能好好地管制神志呢？所以会造成情绪上的波动，或低落或焦虑。可见，要想避免经期的情绪波动就要补充气血、安神定志，其中最好、最有效、最便捷的方法就是做舒心安神操。这套操中主要涉及心俞和神门这两个穴位。

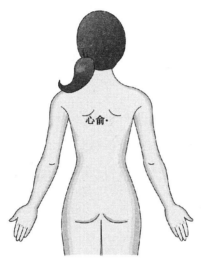

心俞穴位于人体背部，在第五胸椎旁边大约 1.5 寸的位置处，宽度大约为两指，这个部位是心功能的反应点，心血不足的时候，心俞被按的时候，会感到又酸又疼，平时按揉这个部位就能够补心。

神门穴在手腕的横线上面，弯曲小拇指，牵动手腕上的肌腱，肌腱靠里的位置就是神门穴的位置。神门穴是心经的原穴，可以补充心脏的原动力，每天坚持按揉这个穴位能够补心气、养心血，气血足了，神志自然也就变得清醒起来了。

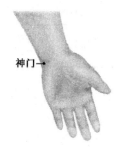

神门→

建议每天早晚对两侧的神门穴进行 2~3 分钟的按揉，然后再对两侧的心俞穴进行 2~3 分钟的按揉，只要长期坚持下去，相信就能够让你在经期有个好情绪，可以轻松愉快地度过经期。

除去按摩治疗之外，容易出现经期情绪波动的女性还要注意保持心情舒畅，因为这是防止本病发生的重要因素。做好自我调整并适当发泄情绪有利缓解病情。但患者如果自己难以克服，也可借助情志治疗。

去皱按摩，让岁月不再留痕

随着年龄的增长，人的皮肤弹力纤维会开始老化，甚至是断裂，皮下组织中的脂肪也会减少，这样皮肤便会变得干燥没有弹性，皱纹自然也就形成了。皱纹分为真性皱纹和假性皱纹。正确的护理和保养可以令皱纹的产生和加深得以延缓。其实面对皱纹的时候也不用发愁，因为通过面部按摩便可以改善皮肤的健康状况。按摩皮肤可以调理脏腑、疏通经络、补益气血、营养肌肤，从而祛除面部皱纹。

1. 去皱的基本按摩方法

在脸和脖子上均匀地抹上润肤膏或者是乳剂，用手轻揉 1 分钟，直到产生微热感为止。

（1）推抹法

这个方法要用到中指和无名指的指腹，自印堂穴向头维、神庭、太阳穴的方向进行分推或者是抹，各进行 50～100 次。推抹的动作要轻快、着实，并且富有节奏。

（2）揉法

使用手掌大鱼际或拇指的指腹，沿着督脉自印堂、素髎、水沟、兑端至耳前做左右或者是弧形曲线揉法，反复揉 1～3 分钟。动作宜轻柔缓和，轻而不浮。

（3）点按法

点按法要用到拇指或食指的指腹，用拇指或者食指指腹自神庭、印堂、攒竹、鱼腰、丝竹空、太阳、承泣、四白、迎香、水沟、地仓、承浆、颊车穴进行按摩。点按时以酸麻胀感为宜。越过穴位时手指要轻轻滑过，不要离开皮肤，做到轻重结合。反复进行 3～5 次。

（4）击打法

用五指的指端对前额以及颜面部位进行有节奏的敲打，共进

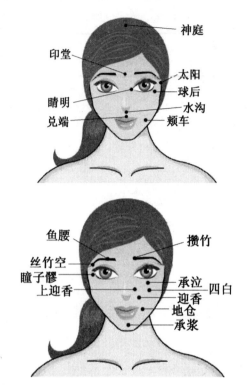

行 50～100 次，手法宜轻快柔和。

除去前面提到的面部整体按摩之外，还可以对一些皱纹出现的部位进行具体的按摩。

2. 消除鼻部皱纹按摩法

用两手分别对迎香穴进行 9 次点按之后，再向上按至上迎香穴、睛明穴，然后下滑至迎香穴，在鼻翼至鼻根部位来回轻抹 1 分钟。最后停在迎香穴上重按轻起 9 次。用两手中指指腹交替从上往下抹鼻梁 2 分钟。然后从下往上抹 1 分钟。

3. 消除额部皱纹按摩法

起于头顶部帽状腱膜的额肌，它的纤维向前下方呈放射状分布，止于眉部皮肤，额肌的肌纤维收缩时可提眉使额部产生横纹，因此对额部进行按摩应该由眉至发际进行纵向按摩。

具体按摩方法如下。

（1）将一只手的中指和无名指放到印堂穴上面，重按轻起按压6次，再沿着印堂至神庭穴连线按压9次。力度因人而异，以自己感觉到舒服为宜。

（2）将双手的食指、中指和无名指分别放到两眉眉头的攒竹、鱼腰、丝竹空穴上，沿垂直线按至发际，共进行6次。

（3）将双手的食指、中指和无名指分别放到丝竹空、太阳和瞳子髎穴上面，沿垂直线按至发际，共进行6次。

（4）用中指和无名指的指腹自下向上在额部打圈，打圈的过程中要依次经过攒竹、鱼腰、丝竹穴、瞳子髎和太阳穴，连续进行9次。

4. 消除唇部皱纹按摩法

（1）用中指和无名指在承浆穴按揉15次，再用中指和无名指按地仓穴15次。

（2）将两手的中指和无名指并拢，绕口轮匝肌，由内向外进行15次环状按摩。

（3）将两手除大拇指之外的四指放在脸部，用手施压2分钟。这个动作可以活动嘴部肌肉，使肌肉具有弹性，皱纹自然就会消失。

5. 延缓眼部皱纹按摩法

（1）将双手的中指和无名指并拢叠压，以打圈的方式在眼眶周围进行非常轻柔的按摩，要从内向外，持续2分钟。

（2）轻抹双眼睑1分钟。

（3）除去按摩眼眶和轻抹眼睑之外，结合穴位按压会收到更好的按摩效果。所按压的穴位依次为攒竹、鱼腰、阳白、丝竹空、瞳子髎、承泣、球后、四白和睛明穴。对于每个穴位，均应每5秒进行1次强按压，每穴持续进行1分钟。

除去对皮肤进行按摩之外，如果希望自己的脸上没有皱纹，或者是希望肌肤柔润光泽，就必须在日常生活当中注意以下这些问题。

每天晚上在洗脸以前，先用毛巾热敷全脸3分钟。这样的话，毛孔可以被水蒸气打开，所有油脂和灰尘也就都会被带到肌肤表面上来；在洗脸的时候要使用洁面乳，不要用肥皂；在上床前使用晚霜、营养霜或精华液、润肤水；夜间，卧房里最好放置1台空气加湿器；眼部卸妆的时候，要由外眼角向着鼻子的方向进行擦拭，但是卸除脸部妆容的时候，则必须由下向上擦；每天至少要喝6杯水，足够的水分可以使肌肤保持滋润；睡觉时要注意脸朝上仰卧；要忌烟、酒。

女人的美容经、排气筒——三焦经

三焦经的终点叫丝竹空，就是我们的眼外角，鱼尾纹就长在这个地方，很多女性的这个部位都容易长斑，所以经常刺激三焦经就可以减少鱼尾纹和防止长斑。三焦经绕着耳朵转了大半圈，所以耳朵上的疾患如耳聋、耳鸣、耳痛等都可以通过刺激本经穴位得到缓解。三焦经从颈部侧后方下行至肩膀小肠经的前面，和小肠经结合起来使用可治疗肩臂痛，还能够治疗颈部淋巴结炎、甲状腺肿等发生在颈部的疾病。三焦经顺肩膀下行到臂后侧，又可以治疗肩周炎，再下行通过肘臂、腕，因此还可以治疗网球肘和腱鞘炎。

三焦经当令的时间是亥时，这是阴阳和合的时段，被称为"性爱黄金时刻"，其实也就是通过男女的交合完成阴阳和合的这个过程，达到"三交通泰"。中医一直都是讲究保精色忌，房事不能过度的。但是在身体健康的情况下，和谐的性爱会令人身心欢愉，容颜润泽，可以激发人体生机，有益无害。

一个懂得如何养颜的女人一定要善于使用三焦经，通过刺激三焦经来去除皱纹、延缓衰老。

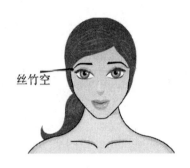

丝竹空

血海和三阴交使女人气血生辉

　　形容一个人的肌肤美丽的时候，往往会说它就像是剥了壳的熟鸡蛋一样，细嫩幼滑，红润而又富有光泽。

　　你一定以为这种人要不就是美得浑然天成、丽质天生，要不就是保养品满坑满谷、用之不竭，殊不知她的美丽是靠日复一日、规律的生活习惯来控制的。她的生活习惯就是处处以养血为根本，因为她深谙血足才能肌肤红润、身材窈窕的道理。

　　健康美丽、富有青春活力，对每个人来说都是永远追求的目标。身材窈窕、肤色红润是每个女人一生的梦想。但现实生活中却往往因某种原因，导致女性无法实现这个梦想，其中最大的敌人便是血虚。一旦血虚，随之而来的便是面容憔悴、头昏眼花、心悸失眠、手足发麻、脉细无力等，再好的化妆品也无法掩盖，还会让疾病乘虚而入，威胁身体健康。

关爱自己的女人，只要注意调养经络，补血活血，拥有美丽容颜不再是一件难事。一般来说，血海和三阴交是女人补血活血的重要穴位。刺激血海很简单，直接按揉就可以了，每次3分钟。同样，三阴交也需要按摩，每天在临睡前按5～10分钟，以皮肤潮红为度。

只要你坚持按揉血海和三阴交就会让你气血生辉，让你永远保有青春亮丽的脸庞。

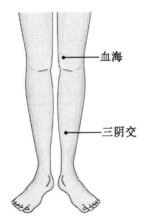

血虚质女性的养生宗旨是补血、养血、益气生血。具体方法。

（1）不可劳心过度：人的血液循环同心有关，大脑的血液靠心脏源源不断地供给，若思虑过度，就会耗伤心血。所以，老年人，尤其是血虚体质的老年人不可用脑过度。一旦感到大脑疲劳时，就要调节一下，可欣赏鸟语或观赏风景，来使人心情愉快、精神振奋、消除疲劳。

（2）饮食调养：可常食桑椹、荔枝、松子、黑木耳、菠菜、胡萝卜、猪肉、羊肉、牛肝、羊肝、甲鱼、海参等食物，因为这些食物都有补血、养血的作用。

（3）加强精神修养：血虚的人时常精神不振、失眠、健忘、注意力不集中，故应振奋精神。当你烦闷不安、情绪不佳时，可以听听音乐，欣赏幽默剧，从而振奋精神、排解忧愁。

（4）经常参加体育锻炼：老年人会经常感到身上有痛痒的感觉，原因就是血虚。血虚可时常参加体育锻炼，但运动量不易过大，运动项目的选择以传统的健身运动为佳，如太极拳、气功导引等，还可以去郊游、踏青，既能呼吸新鲜空气，又能活动筋骨。

（5）药物治疗：可常服当归补血汤（当归、黄芪）、四物汤（当归、川芎、熟地、白芍）或归脾汤。若气血两虚，则须气血双补，选八珍汤（八珍益母丸）、十全大补汤（十全大补丸）或人参养荣汤（人参养荣丸）。

太溪和涌泉留住乌黑的秀发

头发美是人体美的一个显著的标志，拥有一头漂亮的头发无疑会为健康的你锦上添花。但是有些女性却并没有那么的幸运，她们中有的人发质干枯并且没有光泽，有的人大把大把地掉头发，这其中的原因到底是什么呢？

头发的盛衰和肾气是否充盛是有着很大关系的。头发伴随着人的一生，从童年、少年、青年、壮年到老年的演变，均和肾气的盛衰有着直接以及密切的关系。也就是像《素问·六节脏象论》中所说的"肾者……其华在发"的含义。

肾藏精，精生血，这说明血的生成，本源便在于先天之精，化生血液以营养毛发。人的元气源于肾，是由肾中的精气所化生的。元气为人体生命运化的原动力，能够激发和促进毛发的生长。可见要想使自己的秀发飘逸而又有光泽的话，平日里就要注意补肾，补肾最好的办法就是按摩太溪和涌泉这两个穴位。

太溪是肾经的原穴，它是补肾的关键。太溪穴位于脚踝的内侧，从脚踝内侧中央起，往脚趾后方触摸，在脚踝内侧和跟腱之间，有一个大的凹陷，在这个凹陷的中间，可以感觉到动脉跳动的地方即是太溪穴。每天坚持用手指按揉太溪穴，除了要有酸胀的感觉之外，还要有麻麻的感觉。涌泉穴是人体少阴肾经上的要穴。它位于脚底中线前三分之一的交点处，即当脚趾屈时，脚底前凹陷处。每天睡前用手指对涌泉穴进行 3 分钟的按压，或者是艾灸，都会收到很好的疗效。

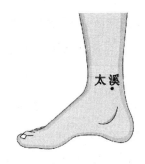

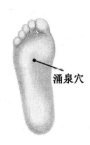

建议每天在睡觉之前先用热水将脚泡一下，然后对太溪穴进行3～4分钟按揉，然后再按压涌泉穴，只要能够长期坚持下去，就一定会收到很好的效果。

乌黑的秀发，让人感受到的是一种婉约的美。男人们眼中的美女应该是有着一头乌黑的飘飘长发，黑色的深沉与庄重能够将女人含蓄内敛的气质恰如其分地映衬出来，这是非常符合中国传统的审美标准的。想有一头乌黑的秀发不是幻想，只要你能够坚持按照上面的方法去做就一定可以的。

✿ 消除眼袋，睡前的按摩功课最重要

眼袋指的就是下眼睑水肿，由于眼部的皮肤非常薄，所以很容易发生水肿。遗传是形成眼部水肿的一个重要因素，而随着年龄的增长，眼袋便会变得愈加明显。除此之外，肾脏不好、睡眠

不足或者是过度疲劳都会形成眼袋。这种现象会使人显得苍老憔悴。如果在睡前喝点水的话，第二天也很容易造成眼部的水肿。对于年轻女性来说，熬夜、睡前喝水则是造成眼袋出现的罪魁祸首。

中医认为，眼袋的形成与人体的脾胃功能有着直接关系，尤其是脾脏功能的好坏，直接影响到肌肉的功能以及体内脂肪、水分的代谢。眼睑处的皮肤很薄，再加上休息不好的话，水湿便会很容易地瘀积在这里。从经络分布来看，眼袋产生的位置又恰好是足阳明胃经的发起之处，因而刺激胃经经穴，如足三里等穴常加按摩，对于提高脾胃功能，消除眼袋是非常有意义的。

《景岳全书》中说："水唯畏土，故其制在脾。"所以要克水湿的话，首先就要健脾。健脾的穴位首选阴陵泉和足三里穴，除此之外还要配合治水的要穴——水分穴。

"水分"是任脉上的穴位，顾名思义，这个穴位可以调理水分的代谢。它位于肚脐上方一横指的地方，睡前将按摩仪放在水分穴的上方，按摩10分钟左右，这样可以治疗皮肤水肿。

具体的操作方法为：睡觉之前按摩足三里和水分穴各10分钟，再按揉两侧的阴陵泉穴3~5分钟。

除进行按摩治疗之外，想要预防眼袋，在饮食上还要注意多吃一些富含维生素A和维生素B的食物，如胡萝卜、马铃薯、豆制品、鱼类以及动物的肝脏等，少吃甜腻的东西。早上尤其是起床后要多喝水，晚上10点以后不要喝太多水。通过多方面配合，才能够彻底帮您摆脱眼袋的烦恼。

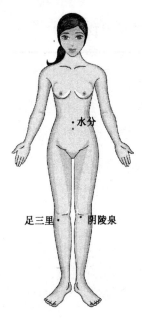

🦋 太冲、合谷和血海，人体自生的祛斑法宝

中医认为，肝主疏泄，负责疏通气运行的管道。如果长期情绪低落，郁郁寡欢，气又出不来的话，就非常容易堵塞气血运行的通道，因为气为血之帅，血为气之母，是推动血行的动力，气不走了，那血自然也就走不动了。血行缓慢，脸上的色素沉淀也就会变得越来越多。最后形成了斑疹。

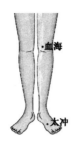

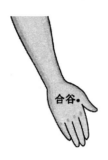

　　因此，如果想要祛斑的话，光靠往脸上抹东西是远远不够的，一定要找出根源，再通过切实有效的方法进行治疗。其中太冲、合谷和血海这三个穴位，就是人体自生的祛斑法宝，每天对这三个穴位进行按揉，就可以实现疏肝理气、活血化瘀的目的，这样才能够从根上把斑点去除掉。

　　太冲穴是肝的"出气筒"，用手指或者笔帽之类头钝的东西对其进行按压就可以；合谷穴，中医称其为"开四关"，它能够调整全身的气机。将食指、拇指并拢，这时候手背肌肉的最高点就是合谷穴。每天睡觉前对这两个穴位各进行 3 分钟的刺激，闷气便全都出去了。活血化瘀的穴位当然非血海莫属，每天坚持对两侧的血海穴进行按揉，只要按揉 3 分钟就可以了。

　　想要保养好皮肤，不仅要按摩，还要注意日常饮食调养，用玫瑰花、月季花泡水喝，或者是在熬粥的时候放一些花瓣进去，便可以疏肝解郁；多参加一些户外运动，保持愉快的心情等对于祛斑都是非常有帮助的。

别只盯着化妆柜，列缺就能让皮肤细腻光滑

可能每个人都有过这样的经历，有一段时间自己的皮肤变得很粗糙，甚至连脸颊和手臂上面都会出现很多的小红疙瘩，就如同是小米粒一样，摸过去有突起感，一点都不光滑，虽然不疼也不痒，但是夏天穿短袖、裙子也影响美观。很多人这个时候都会怀疑自己是不是得了什么皮肤病，并且还会为此非常的担心。其实不用害怕的，这并不是什么严重的大病，只不过是因为肺功能不好而造成的。

《素问·五脏生成》中这样记载肺的功能："肺之合皮也，其荣毛也。"意思是说，肺管理汗孔的开合。我们知道，皮毛包括皮肤、汗腺、毫毛等组织，为一身之表，依赖肺宣发卫气和津液温养、润泽，是机体抵抗外邪的屏障。肺的生理功能正常，皮肤得养，毫毛有光泽，抵御外邪的能力就强，故其荣在皮毛。如果肺功能不好，汗孔就不能正常开关，体内代谢的垃圾就不能随着汗液排出体外，而是在毛孔处堆积，渐渐地，就把毛孔堵住了，所以会在那儿起小疙瘩。因此，要想消除这些烦人的小疙瘩，就要想办法调理肺的功能，让汗液顺利排出来，这时列缺穴当然是首选的穴位了。

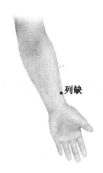

　　列缺是手太阴肺经上的络穴，又是"八脉交会穴"之一，通于任脉，能同时调节肺经、大肠经和任脉，可以通经络、调肺气。这个穴位也很好找，把两手虎口自然平直交叉，一手食指按在另一手桡骨茎突上，指尖下凹陷中即是。

　　具体操作方法：每天用食指按压此穴 3 分钟就可以。时间最好是在凌晨 3~5 点，因为这个时间段里肺经运行最旺盛，但凌晨 3~5 点也正是人们睡得正熟的时候，为不影响睡眠，我们可以把时间改在上午 9~11 点，为什么可以改在这个时间段呢？因为上午 9~11 点是脾经运行最旺盛的时候，而脾经跟肺经最亲近，它们是同名经，一个在手，一个在足，所以按压的效果也是很理想的。当然，除了指压法，我们还可以采用艾灸法，或者用热毛巾敷列缺穴，效果也很不错。

　　另外，还可以采用多运动和喝热水的方式达到多出汗的目的，只要汗出来了，小疙瘩也就会慢慢消失了。

神奇按摩法拯救美丽重灾区——颈部

当你在尽心尽力地对自己的脸部皮肤进行保养时，你是否关心过自己的颈部皮肤呢？你可以认真地在镜子前对自己的颈部皮肤进行一下审视，看看上面到底出现了几条皱纹：据说一条皱纹代表着年近 30 岁，每多一条就意味着又老了十年。如果你的颈部还没有出现明显的松弛或者是皱纹的话，那么恭喜你。不过即便是这样，也还是要采取一定的措施进行预防的，别让岁月在你的肌肤上面留下痕迹，因为如果能够保持颈部完美的话，就可以让自己看起来年轻 10 岁！

常听人说"从脖子上可以看出女人的年龄"，事实上的确是这样的，岁月留痕，当你的眼角仍旧保持着细嫩肤质的时候，颈部却已经显露出了衰老的迹象。然而，当很多女人都在毫不吝啬地往脸上"堆砌"各类护肤品的同时，却忽视了对颈部进行呵护。经常进行颈部按摩，可以保持皮肤的光滑、细嫩、有弹性，减少或者是消除皱纹，避免脂肪的堆积，让颈部皮肤光滑柔美，肤色也均匀透亮。

具体的按摩手法如下：在颈前用两只手由下而上进行按摩，

如果方向相反，由上往下进行按摩的话，不但会使皮肤下垂，还会加速皮肤的衰老。颈后按摩则是在耳后附近，斜向下力度适中地进行按压。许多人在护理颈部的时候只注意颈前，却忽视了对颈后进行护理。其实，如果颈后护理不当的话，所产生的皱纹还是会向前延伸的。

将以上的动作重复进行三次，每天晚上睡觉之前进行按摩，对预防颈部的细纹，舒缓一天的疲劳以及颈椎的健康都是非常有益的。由于颈部肌肤的弹性差、肤质薄，所以在对其进行按摩的时候要注意动作必须轻柔。

在睡觉的时候，从保护颈部皮肤上来说，采取仰卧的方式是最为自然的。选用枕头最适宜的高度应该在 8 厘米左右，这样能够让脖颈形成山形的弯曲。枕头最好是稍微硬一些，并保证睡觉的时候将其摆放在脖颈的凹陷处。

按摩腰部让你拥有小蛮腰

相信被"小腹婆"这个称呼所困扰的女性朋友并不在少数。而实际上，偏偏腹部的赘肉是最难消除的，这让很多女性都感到束手无策。不过对于使用按摩方法来说，腹部却是成效最为显著的部位。接下来便教大家几种经络、穴位按摩方法，帮助爱美的朋友解决烦人的腹部赘肉问题。

1. 拇指叠按法

将两个拇指上下重叠，在腹部以及相关穴位处进行按压，按压的轻重应该以手指感觉到脉搏跳动，并且被按摩的部位不感觉到疼痛为宜。

2. 波浪推压法

将两手的手指并拢，自然伸直，一只手的手掌放在另一只手掌的背上，右手在下，左手在上。在下的那只手掌和手指平贴腹部，用力向前推按，在上的手掌用力向后压，一推一回，由上而下慢慢移动，这个动作就好像水中的浪花一般，故而得名。

3. 腹部穴位按摩

腹部按摩并不是简单的揉肚子，选准基本穴位再实施按摩的话，会起到事半功倍的效果，从而让你可以更加自信地露出小蛮腰。

穴位一：中脘穴，位于腹部正中线肚脐以上大约4寸处。

穴位二：水分穴，位于腹部正中线肚脐以上大约1寸处（按摩水分穴有助于排除体内多余的水分，避免水肿，并且可以帮助肠胃蠕动、锻炼腹肌，从而避免小腹突出）。

穴位三：气海穴，位于腹部正中线肚脐以下大约1.5寸处。

穴位四：关元穴，位于腹部正中线肚脐下大约 3 寸处。

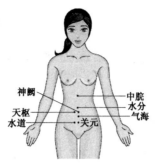

穴位五：水道穴，位于肚脐以下大约 3 寸，关元穴左右两侧各向两旁大约 2 寸处。

穴位六：天枢穴，位于肚脐左右两侧各向两旁大约 2 寸处，以左天枢为重点。

按摩气海、关元穴能够有效地抑制食欲，有利于腹部脂肪均匀分布；而按摩天枢穴则可以帮助消化、排气，促进肠胃蠕动、废物排泄，当然更有利于消除小腹的赘肉。

穴位按摩方法及时间：每天早晚仰卧在床上，先以手法二由上腹部向小腹进行 3 ~ 4 次推压，再先后以手法一和手法二依次按摩以上 6 个穴位，每个穴位各按摩 2 分钟左右。

值得注意的是，经期妇女不可以按摩腹部，否则会加大出血量。孕期妇女同样也不可以按摩腹部，还有一些穴位，如三阴交、至阴穴等都不能按摩。但是经期、孕期妇女可以接受四肢按摩。

🎴 几个穴位，让皮肤保持在紧致状态

　　传统中医学认为，皮肤是否细腻、柔润，归根到底都与胃、肝、肾有着密切的关系。肝气郁滞、湿热内蕴、气血亏虚等原因都有可能影响皮肤。按揉下面的穴位，从根源上改善身体状况，提升肤质。通过对这几个穴位进行按摩，便可以让你轻轻松松便收获紧致的皮肤。

　　1. 选取神门、心俞和脾俞穴

　　按摩这几个穴位可以养胃健脾，补益气血。

　　神门穴位于腕掌侧横纹上，豌豆骨的下缘。

　　取神门穴，将一手拇指立起，用指尖用力点按神门穴一分钟，穴位局部会有较明显的酸胀感，左右手交替点按3～5次。

　　心俞穴为心之背俞穴。在背部，当第5胸椎棘突下，旁开1.5寸。

　　脾俞穴：在背部，当第11胸椎棘突下，旁开1.5寸。点按此穴可以健脾和胃、利湿升清。

　　2. 选取期门、膻中和太冲穴

　　这几个穴位具有疏肝解郁的功效，对于由于肝气郁结所引发

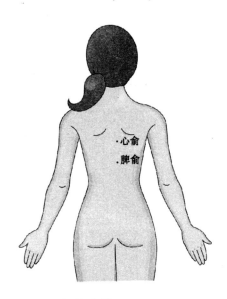

的面部皮肤松弛具有一定的疗效。

期门穴位于胸部，乳头直下，第 6 肋间隙，前正中线旁开 4 寸。标准身材的女性，乳头正对的大约是第 4 肋间，所以自己向下摸两根肋骨后点到的就是期门穴了。期门是肝经的最上一穴，也是肝经的募穴。古代医家认为"水湿之气由此输入肝经"，常按此穴可以疏肝健脾、和胃降逆。

膻中穴位于胸部，当前正中线上，平第 4 肋间，两乳头连线的中点。取定穴位时，可采用正坐或仰卧的姿势。该穴位于人体的胸部正中线上，两手乳头之间连线的中点。

太冲穴位于足背面，从第一、二脚趾中间向后轻轻按压，能摸到明显的骨间隙所造成的凹陷，就是太冲穴。准确说，它是在第一面骨间隙的后方凹陷处。

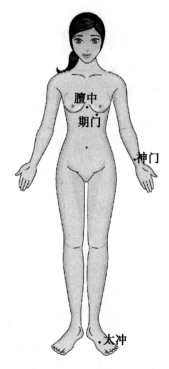

膻中

期门

神门

太冲

　　对这几个穴位进行按揉，可以有效地缓解面部皮肤松弛的状况。不过要提醒大家：面部穴位按摩的最好时机是在洗浴之后，这个时候血液循环加快，体温上升，此时进行穴位按摩能够收到最好的效果。对于皮肤弹性的恢复具有很大的帮助。

第六章

一学就会的 312 经络保健操

312 经络保健操是祝总骧教授根据《黄帝内经》中医传统经络学说提出的健康锻炼法，通过穴位按摩、腹式呼吸和以两腿下蹲为主的运动来激发人体经络，从而达到经络"行气血、营阴阳、决生死、处百病"的作用，有病治病，无病强身。

它具有选穴少、方法简单、好学易懂等特点，只要坚持，就会出现很好的效果。

✥ 认识 "312"，走向健康之路

"312" 经络疏通法巧妙地将按摩、呼吸、运动三者相结合，非常符合中医 "内病外治" 的医学原理。是一种目前广为流传的养生秘诀。这种方法具体操作起来也比较简单，具体分为三个步骤。

第一步：每天按摩 "三" 个穴位。

按经络学说原理，按摩合谷、内关、足三里这三个穴位。我们知道，合谷是大肠经上的原穴，内关是心包经上的络穴，而足三里是胃经的要穴，也是人体重要的保健大穴。经常按摩这三个要穴，可以激发相关经络，促进五脏六腑健康运转，有病治病、无病防病。每天早晚坚持对这三个穴位进行按揉，直至穴位出现酸、麻、胀的感觉。每次按摩后，便会顿觉气血通畅，浑身舒适。

第二步：每天进行 "一" 次腹式呼吸，即意守丹田的腹式呼吸锻炼法。

腹式呼吸除了活跃小腹部的九条经络、充实先天后天之气外，还增加肺泡通气量和直接对腹腔的自然按摩作用，从而促进这些脏器的经络气血的活动，增强这些脏器的功能。进行腹式呼

吸锻炼时宜取坐位，全身放松，舌抵上腭，双目微闭，鼻吸口呼，排除杂念，每分钟呼吸 5 次左右，坚持 5～10 分钟，然后缓缓睁开双目，双手搓面数十次。长期坚持，定会觉得浑身轻松舒畅。

第三步：多参加以"两"条腿为主的体育锻炼。

进入中老年后，最好采取一种以两条腿为主的适合个人的体育活动，这样可以自然地激发身体经脉的经气。另外，腿部的肌肉运动也必须通过神经的反射作用引起上肢躯干和全身运动，并刺激心血管呼吸中枢，增加心脏的输出量和肺的通气量，使全身气血畅通，脏腑的功能达到一种新的平衡。尤其是老年人，可根据自己的体力和爱好选择打太极拳、轻微的跑步、散步以及各种室内健身运动，如中老年迪斯科、各种保健操等，都可以起到强身健体的作用。

保持经络通畅，不是一朝一夕的事情。如果想要通过"312"经络锻炼法来实现强健体魄、祛病延年的目的，最重要的一点就是要持之以恒地坚持进行"312"经络锻炼。既不要因短时期内看不到效果而轻易放弃，也不要因初见效果就停止锻炼。要让"312"经络锻炼法，成为你每天生活中的一部分，成为同你相伴一生的朋友。

三个长寿穴——合谷、内关、足三里

312 经络锻炼养生法的具体操作离不开合谷、内关和足三里这三个穴位，因为这三个穴位有着"长寿穴"之称。

1. 合谷穴

合谷穴的具体取穴方法为：合谷穴位于手背一、二掌骨之间。在第二掌骨桡侧缘中间的凹陷处，将右手伸出来，分开拇指和食指，展露虎口。把左手拇指横纹放到右手虎口所在的地方，向下按住。拇指点所指处便是合谷穴。左手合谷穴的取穴方法与右手相同。

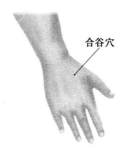

合谷穴

合谷穴的具体按摩方法为：找到合谷穴之后，先用左手将右手的背面抓住，再用左手的拇指点按在合谷穴上，一紧一松，有节奏地进行按压，一般每两秒进行一次。

按压合谷穴后的感觉：在对合谷穴进行按压之后，要以局部感觉到酸、麻、胀，有上下走窜的感觉最好。

按压合谷穴的疗效：合谷穴是大肠经上的穴位，又是公认的能够用来治百病的长寿穴。因此，按摩合谷穴对于发生在头部、颜面部、上肢等部位的疾病，如头痛、牙痛、发热、颈椎病、肩周炎等均具有较好的疗效。

2. 内关穴

内关穴的具体取穴方法为：内关穴位于腕横纹上 2 寸的地方，即用自己另一手的三个手指，横放在腕横纹上，在手腕两筋间取穴。

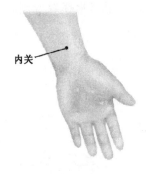

内关

内关穴的具体按摩方法为：将一只手的拇指指腹按到内关穴的上面，其余四指顺势握紧手腕的外侧，指甲要剪短，并有节奏地进行按压。

按压内关穴后感觉：对内关穴进行按压之后，要以局部感觉到酸、麻、胀，并且这种感觉要放射至手指端或者是上臂为佳。

按压内关穴的疗效：内关穴是手厥阴心包经上的穴位。该穴从胸中开始，通过膈肌，进入掌中，止于中指。按摩内关穴对于心脏病、胃病、乳腺疾病等均具有特效。另外。按摩内关穴还可以缓解晕车、眩晕以及呕吐等症状。

3. 足三里穴

足三里穴的具体取穴方法为：足三里穴位于腿上，在每个人膝盖髌骨的外下侧都有着一个凹陷，这个凹陷被叫做犊鼻穴，足三里穴距离犊鼻穴有四指的距离，即将自己的四个手指横放在犊鼻穴下，于胫骨旁一横指即可准确取到足三里穴。

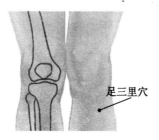

足三里穴

足三里穴的具体按摩方法为：在按摩足三里穴的时候，可以使用大拇指，也可用小刮痧板、小竹棍等器械辅助按摩，节奏为每两秒一次。

按压足三里穴后感觉：对足三里穴进行按压之后，以局部感到酸、麻、胀为宜。按摩足三里穴还具有一个显著的特征，即在按后的半小时内，肯定会对胃部具有疏通的作用，所以会出现打嗝、排气的现象。

按压足三里穴的疗效：足三里穴是胃经上的穴位，该经从头到脚，纵贯全身。故对五脏六腑均具有调节作用，对于牙痛、头痛、发热、鼻炎、口腔溃疡、颈椎病、高血压、腹胀、胃痉挛等症均具有较好的效果，民间有这样的说法：得安安，三里常不干。就是说如果想要平安无病的话，就要经常刺激足三里穴。

在进行312经络锻炼养生法的时候，一定要将这三个穴位的作用重视起来，并且在这些方法的具体指导下，合理地对这些穴位进行刺激。

🎐 合谷穴——脑中风和肩周炎的天然克星

中风就是我们通常所说的卒中，这是一种老年人常见病，它严重地影响着老年人的健康。不过也不要谈到中风便色变，因为人体上有一个脑中风的天然克星，那就是合谷穴。只要每天都对这个合谷穴进行按摩，就能够有效地预防脑中风，所以对于老年人来说，这个穴位是非常重要的。

合谷穴属于大肠经。大肠经是从哪到哪呢？大肠经是从食指的尖端，商阳穴开始，然后沿着食指，经过合谷穴，然后继续往上走，一直走到手腕部位，通过手腕又沿着胳膊的小臂向上行，一直到肘部，然后从肘部的终点继续向上，通过上臂到肩上，然后继续经过肩到达颈部，通过颈部，再到面颊，通过面颊部然后再向上走，走过口唇部位，最后终止在鼻两侧的迎香穴处，这就是大肠经的走形。

当我们对合谷穴进行按摩的时，不仅仅是按摩这一个穴位，同时还会影响到整个经络，所以就会出现酸麻胀的感觉。有些人在按摩的过程当中，甚至还会感觉到局部有上下窜动的感觉。

除去五官各科的疾病之外，像头疼，头晕或者是晕车等头部的疾病，包括大脑的疾病，在按摩了合谷穴之后，症状便都会有所减轻。老年人经常按摩合谷穴，还可以预防脑中风。按摩的时候一定要注意只有当出现酸麻胀这种得气的感觉时，才会有效果。

合谷穴的治疗范围非常广泛，不仅头部的疾病能够通过按摩这个穴位进行预防和治疗，一些颈肩、肘、腕部的疾病，也能通过它进行预防和治疗。比如颈椎病、肩周炎、网球肘、腕关节炎等。实际上上肢几乎所有的骨科疾病都可以通过按摩合谷穴来进行治疗。

🪷 内关穴——治疗心脏病和肺病的特效穴位

位于腕臂内侧的内关穴属于心包经上的穴位，心包经是直通心脏的，所以对内关穴进行按摩后，能对心脏产生一种特殊的控制作用，对心脏病具有一定的疗效。

我们对内关穴进行按摩，不是为了按摩穴位而去按摩，我们的目的是激发心包经，使之活血。

心包经的起点是中指。从中指开始，然后走到手心，通过手心向上经过内关穴，经过内关穴以后，走到小臂的内侧面，然后再往上走，通过腋下，直接到达心脏包膜。

有许多年轻有为的人，因为心脏疾病突然间就去世了，这到底是什么原因呢？其实就是他的心包经不活跃，心脏突然间出现了问题，假如每天对心包经进行按摩，其实是可以降低心脏疾病风险的。

内关穴对于肺病也同样具有不错的疗效。因为心包经从手上，通过腋下到达心脏之前，是经过肺脏的，所以对内关穴进行按摩还对肺脏疾病有一定的效果，比如哮喘，以及肺炎这些病证，如果在按摩内关穴的时候，能够适当将时间延长一点，每天多做几下，自然就能够缓解咳嗽、哮喘等症状。

足三里穴——防病强身的百岁健康穴

足三里穴对于胃病具有很好的治疗和预防效果，像胃炎、胃溃疡、胃痉挛等，几乎所有的胃病都可以按摩足三里穴进行治疗，实际上只要是消化系统的疾病都具有一定疗效。

说到足三里这个穴位，无论古今，都有大量的实践可以证实，它确实是一个能够防治多种疾病、强身健体的重要穴位。很多国家也都有运用足三里养生长寿的传说，据说在古代日本就有这样一个风俗：每建成一座新桥，都要邀请年龄最高的长者第一个踏桥渡河。有一年，江户的一座桥建成之后，依照习俗，三河国 174 岁的万兵卫第一个出渡。当时日本处于德川幕府时代，在举行出渡的仪式上，日本的实际统治者德川将军就问万兵卫有何长寿之术。万兵卫回答说："这事不难，我家祖传每月月初 8 天，连续灸三里穴，始终不渝，仅此而已。"德川听后很是感慨，三里穴这个长寿穴，也因此而家喻户晓。所以，"灸足三里，得长寿"的养生秘诀也一直被古今中外的养生人士所珍视。

在对足三里进行按摩的时候，按摩的方法也是有规定的，如就必须要用右手。这是因为用左手的话不好用力。用右手按摩的具体做法为：把右手的大拇指放到足三里的穴位上面，用右手攥紧胫骨，让右手大拇指垂直压在足三里穴位上。按下去，也是一样，每两秒钟按一次，一边按摩，一边还要左右揉，这样就很容易产生酸麻胀的感觉，也就是说基本上要用大拇指垂直按在这个穴位上。

足三里这个穴位位于下肢，穴位所在的部位肌肉比较厚，用同样的力度去按摩合谷、内关都会比较容易，但是去按摩足三里，就不太容易，所以，按摩力度就要加大一倍，而且揉的力度也要加大一些。

由于人与人的感觉是不一样的，有的人合谷穴具有很强的感觉，而足三里就要差一些，有的人足三里的感觉可能要强于合谷穴。不管怎样都没有关系，我们在按摩的过程当中只要坚持一个原则：不管是哪个穴位，按照刚才所说的标准办法做了以后，只要有酸麻胀的感觉，就说明出现了效果。

足三里激发的是足阳明胃经的作用。那么接下来再简单说说这条经络是怎么走形的。从脚上的第二个脚指头上来，经过足三里，从第二个脚指头经过脚背，经过脚腕，然后从大拇指第二个脚指头向上，经过足三里，到足三里以后，要经过膝盖，走到大腿上，通过走大腿，进入到您的腹腔，进入到腹腔，然后进入胸腔，到胸腔继续向上，一直到头上。所以胃经的特点便是纵贯全身。位于腿上的这个足三里穴要通过腹腔和胸腔，按摩足三里穴对于腹腔，或者胸腔的各种脏器的疾病都有治疗的作用。刚才说了这条经络也能上头，所以合谷所能治的病这个穴位都能治。足三里这个穴位的治疗范围是很广泛的，同五官有关的各种疾病，比如说像口歪眼斜、发烧、头疼脑热等头部疾病，都可以通过按摩足三里来进行治疗，颈部的病按摩足三里也有效。足三里穴位对于全身的各个脏腑都有调控的作用，同时也能够有效提高人体的免疫功能，所以说足三里穴是一个长寿穴。如果想要身体健康无恙的话，只要每天进行一下足三里穴位的按摩就可以了。

腹式呼吸——抵抗失眠、治疗慢性病的清心大法

进行腹式呼吸的时候要深而慢，保持腹部肌肉运动，胸部是不动的，专门利用您腹部肌肉的这个运动就有治疗疾病的作用。在进行腹式呼吸的时候用口还是用鼻子，这个对于我们来说是无所谓的，用鼻子吸也行，用口吸也行，只要能够令胸部保持不动，腹部尽量鼓起来，这样就实现了锻炼的效果了。吸气的时候需要六七秒钟，同样呼气的时候也需要六七秒钟，这样的话，加在一起就是 15 秒钟。15 秒钟就能够有一个完整呼吸的过程，也就是一个循环了。

通过腹式呼吸的这种运动，能够令腹部的 9 条经络都活跃起来，在你鼓肚子、瘪肚子的过程当中，它就能够得到自然的、天然的按摩。按照我们的想法，腹式呼吸之所以有效，就是因为它也是一种经络锻炼。人身上的 14 条经脉我们都测试了，包括腹部的这 9 条经络，我们都能够掌握。那么这 9 条经络活跃了以后有什么作用呢？他的作用是非常重大的，对所有的慢性病全都有效。腹部的 9 条经络都活跃了，就发挥了调控作用。发挥调控作用以后，全身五脏六腑的功能都恢复正常了。

腹式呼吸除了能锻炼腹部的 9 条经络，对五脏六腑的功能起

到调控作用外，也有锻炼器官的作用。同时也不排除在腹式呼吸过程中的局部循环，包括淋巴循环的加强，以及肺泡通气量的增加和直接对腹腔各个脏腑的自然按摩作用，从而促进脏器经络气血的活动，增强脏器的功能。所以说腹式呼吸是锻炼经络的另一个重要手段，坚持锻炼能够为你的保健长寿设下第二道防线。

腹式呼吸也没有什么相对简易的方法，最重要的是在做腹式呼吸的时候，把两个手放在小腹部，摒弃掉心中的杂念。

腹式呼吸的具体方法为：保持平卧或者是端坐的姿势，将全身放松，意念集中在丹田，尽量排除杂念、保持胸部不动。用鼻子吸气，慢慢地吸，意想所吸之气达到小腹（丹田），让小腹慢慢地鼓起来。

呼气时，收缩腹肌，小腹凹进去。开始时，可能会快些，每分钟 10 次左右，以后逐渐减少到每分钟 4~5 次，每天早晚各做一次，每次 5 分钟。

在进行腹式呼吸的时候，一定要注意因人而异，不要盲目地与他人进行攀比，要根据每个人具体的身体情况进行。性别、年龄、体质不同的人，呼吸的次数和频率也会有所不同，尤其是心脑血管疾病和哮喘病的患者，更需要注意，一定要严格掌握呼吸的深度和频率。进行腹式呼吸的过程当中要循序渐进，不要刻意去追求达到某种特定标准。

腹式呼吸具有三个要求

腹式呼吸指的是"312"中的"1"。对于所有的慢性病，像常见的高血压、糖尿病、失眠症、肠胃疾病等，通过练习腹式呼吸，都可以达到一定的调整效果。

接下来便向大家介绍一下腹式呼吸和它防病治病的三个要求。

第一，在进行腹式呼吸之前，首先必须要安静下来。整个人的思想和行动都要静下来，不要浮躁，在安静的情况下做腹式呼吸。然后要使全身的肌肉都放松，尽可能地放松，所以当要做运动的时候，就不宜进行腹式呼吸。最后要将自己的所有思想都集中在小腹部，也就是坚持所谓的"意守丹田"。

第二，如果想要做好腹式呼吸的话，你就必须要让胸式呼吸慢慢减少，并停止。开始想要做到这一点可能会很难，但通过不断地练习，就会做到。

第三，进行腹式呼吸时，一定要保持一个比较慢的呼吸速度，并且进行深呼吸。这个慢的标准便是每分钟进行 4 次到 6 次呼吸。我们在日常生活当中的呼吸，每分钟要十几次，都非常短暂，不是深呼吸，要想做到腹式呼吸的治疗作用就必须要将呼吸放得缓慢，而且要暂停胸式呼吸，只用腹部的肌肉在呼吸。吸气的时候就要鼓肚子，慢慢地鼓肚子，一般来讲鼓肚子的时间维持在六七秒钟到十秒钟左右，就这样吸气，同时保持胸部不动，大概六七秒钟的时候，肚子就鼓起来了。

这三个要求是进行腹式呼吸的基本要求，在进行腹式呼吸练习之前一定要将其牢记于心，并在具体实践当中对其进行应用，真正的令其作用得以发挥。

两腿下蹲运动——畅通全身气血

312 经络锻炼法中所说的"两条腿的运动"是多种多样的，像下蹲、散步、爬山以及跳舞等，都属于这个范畴。其中应用最广泛的是下蹲。下蹲是一种比较好的运动方式。下蹲是一种非常适合中老年人进行的体育锻炼。下蹲不受场地时间的限制，在室内就可以进行，老年人可以扶着桌、床、椅自练，安全可靠。

在进行下蹲运动时，一定要保持自然站立的姿势，令全身放松，双脚分开如肩宽，双臂伸直，平举至胸前，开始下蹲。起立，收臂，一般每次可做 5 ~ 10 分钟，或每次下蹲 50 个，每日 1 次。开始时可先蹲 20 个，逐渐增加。身体虚弱者，可借助身边的支撑物，如墙、床、桌子、椅子或院子中的树木等，进行下蹲活动。下蹲运动贵在坚持。

两腿下蹲运动的作用就是使人每条腿上的 6 条经脉的气血运行加快，从而对五脏六腑进行调节，令人体经脉通畅，脏腑的功能达到一种新的平衡。

在进行下蹲运动的时候一定要注意循序渐进，开始时不要一次做很多，要使运动量保持在活动后稍有气喘，脉搏跳动在每分钟 120 次以内，如果超过这个限度，就会感到疲劳，不利于养生。

“312” 经络锻炼法的注意事项

“312” 经络锻炼法并没有太多的要求，但是有些问题还是需要引起注意的。

1. 3 种方法没有必要一次性做全

虽然说 “312” 是一种全面而又缺一不可的锻炼方法，但并不是说一天或者一次 3 种方法都要做。实际上，“312” 的顺序也不是固定不变的，不一定非得先做穴位按摩，再做腹式呼吸，根据自己的安排进行就可以了。按照自己养成的习惯，比如说早晨起来愿意做穴位按摩那就做穴位按摩，假如忘记了，那中午再做也可以，时间不是很严格的。

2. 快慢自己掌握，关键是要做到位

虽然这样一套方法看起来简单，但实际上却是有着很多步骤的。如果一整套做下来，多长时间是合适的，快一点慢一点对效果有影响吗？

其实这不是时间快慢的问题，从时间上来说，各个方面不是绝对不可以变的。比如说，一般情况下两秒钟按摩一次是比较好的，但有的人比较敏感，按摩得稍微快一点，一秒钟按摩一次，也不是不可以的。但前提必须要有得气的感觉。

腹式呼吸也是同样的，虽然说腹式呼吸要求每人每天做 5 分钟，做两次就可以了，但要是愿意做的时间长一点，6 到 10 分钟也是可以的。

具体什么时间来做也没有硬性的规定，比如说愿意在看电视的时候做按摩，愿意在坐车的时候做腹式呼吸，都是完全可以的。这就是说，"312"这个经络锻炼，完全可以不占用特别的时间，运用起来还是比较灵活的。"312"不追求时间的长与短，关键是做出来的效果，有没有得气的感觉，方式方法是不是真正到位。

3. 注意温度，保持恒定的练习环境

一旦温度有所降低的话，经络对于人体的控制能力也便会相应地降低。所以在练习"312"的时候，有一点非常重要的注意事项便是要注意保温，这样才能够达到比较好的锻炼效果。

说起温度对于人体健康的影响，可能大家都会有这样一个经验：在冬天，很多人比较容易生病，特别是中老年人，更是如此。

有很多人都会将原因归结为着凉了，其实这只是原因之一。还有一个原因或许很多人都不知道，温度一旦降低，人体经络的正常运转就会受到影响，气血可能就会出现"瘀积"、"滞留"的现象，疾病就很有可能出现。不但是呼吸、循环和神经系统疾病的预防与康复需要温度，身体任何器官包括五脏六腑的功能，都要在具备一定体温的情况下才能健康运转。

为什么保健需要保温呢？因为只有在一定温度的条件下，经络的锻炼才能有效，经络才能充分发挥其"行血气，营阴阳"的作用。科学实验已经证明，如果把皮下温度降到20℃以下，则针刺时的循经感传现象，即"得气"现象不能向前进行，也就是经气要受到阻滞。古人早就主张"针"、"灸"并用，说明只有在适当的温度保证下，针的机械刺激才会发生作用。临床上凡是气血凝滞的疾病，一般都可用灸的方法使经脉的温度提高，促使经气的运转。《扁鹊心药》中曾经说过："人于无病时，常灸关元、气海、命门、中脘，虽未得长生，亦得百年寿矣。"这和后人所说的"若要安，三里常不干"是一致的。这就说明要使经络发挥作用，温度的刺激和保温作用是至关重要的。

所以说，在季节交替、气温突降或者是冬季的时候，每个人都应该对御寒保暖特别注意。由于按摩和腹式呼吸均需要有较高的环境温度做保障，所以，在寒冷、低温的季节进行"312"经络锻炼，一定要在室内进行。如果是进行体育锻炼的话，则可以根据每个人的自身情况来对地点进行确定。

每个人都有自己的"312"

想要让"312"经络锻炼法的效果很好地发挥出来，除去坚持之外，还有一点最为重要的，那就是每个人都要根据自己的具体情况，来总结出一套属于自己具体情况的练习方式。适合自己具体情况的练习方式的确定共包括以下几点。

1. 寻找到自己的"痛点"

有的练习者在对合谷、内关以及足三里这3个穴位进行按摩之外，还会沿着自己的经络去寻找痛点，每遇到一个痛点便对其进行按摩，这样的结合，加上持之以恒的坚持，最终控制了自己的病情。

我们在对任何一种锻炼方式进行学习或者是运用的时候，最忌讳的便是生搬硬套，要学会根据自己的身体情况和健康状况来练习。这种方法运用到"312"经络锻炼法当中，就有了它特有的名称：寻找自己的"312"。

2. 练习"312"要因病而异

举例来说，像失眠、哮喘病、关节炎这三个病，虽然都可以用"312"治疗，但是这三个病本身的发病原因是不一样的，尽管都是经络的问题，但它是什么性质的，是哪一条经络的问题？这条经络出了什么问题能够影响这个病，这些都是不一样的。

3. 练习"312"要因人而异

在练习"312"经络保健操的过程当中，因人而异非常重要。比如说一个人在按摩穴位的时候，开始的时候可能会感觉到酸麻胀，可是按摩久了，好像也就没有什么感觉了，这是经常会出现的情况。或者说，有的人在按摩的时候有感觉，有的人就不会有感觉，有的人却很敏感，经常稍微一碰就能感觉到酸麻胀，甚至有蹿动的感觉，这就是因人而异。

所以说，要想真正地寻找到属于自己的"312"，就要针对自己的具体情况去进行有针对性的练习。

进行"312"经络锻炼要信心十足

在通过"312"经络锻炼法进行锻炼的时候，一定要保持一种积极乐观的情绪以及平和的心态，注意对自己的体重进行控制，并且顺应天气（环境）的变化，同时还应该多方面吸取他人进行经络锻炼的经验，这样坚持下去，经过不懈的努力，在健身防病方面自然就会取得明显的效果。

在开始学习练"312"经络锻炼法的时候，态度是非常重要的，因为态度决定健康。"我一定要练好，我要拥有健康"，要这样充满信心地激励自己。成功的人都是满怀信心的人，而失败者往往都是缺乏信心的人，只要你怀着信念去争取健康，无论在锻炼的过程中有多么的艰难和多大的困难，你都一定能成功。因为能保证成功的不是知识也不是经验，更不是训练、金钱，而是信念，要提高"312"经络锻炼的效果，必须有主动锻炼的态度。

"312"经络锻炼法是一种进行自我医疗保健的方法，锻炼者只有真正认识到了自己体内经络的存在，认识到经络系统是人体内各器官系统的总调控系统，具有决定人健康与长寿的功能，才能满怀信心、心情舒畅地主动进行锻炼。带有这样一种积极愉快的心情进行"312"经络锻炼，中枢神经系统会分泌一些有利于健康的化学递质，使锻炼者气血通畅，各脏器的生理功能增强，取得事半功倍的效果。相反，如果锻炼者是被动锻炼的，怀着一种不情愿、不愉快的心情去做锻炼，中枢神经系统则会产生一些不利于健康的化学物质，不但没有任何好的效果，反而会有损身体健康。因此，态度决定健康，信念是培养主动锻炼的关键。

相信自己，对于健康怀有信念，是获得成功不可或缺的前提。当然其他因素也有影响，但最基本的条件，是激励自己达到所希望的目标的积极态度。

通常情况下，怀有信念的人都会具有无穷的力量去战胜困难，这是因为他们具有遇事不畏缩的勇气，同时也不会害怕，迎着困难前进的人，在遇到困难的时候总是会想办法去克服困难，全力以赴地向着成功前进，最终成为胜利者，这样的人不仅战胜了疾病，拥有了健康，同时更拥有了幸福的生活。

持之以恒，"312" 经络锻炼法贵在坚持

可能有很多"312"的练习者当有病的时候就会很认真地去练习"312"，可是一旦病好了就会松懈下来，要不就是在练习了几天没有看到效果之后，就开始心灰意冷不愿意再继续努力了，其实这些做法都是非常不好的，成功还是贵在坚持，不能"三天打鱼两天晒网"。

在日常生活当中，大家都知道有病要去看医生，到医院去，吃药也好，打针也好，做手术也好，或者是其他的一些什么办法，大家认为这都是治病的手段。那现在这个 312 经络锻炼法，有的人就会怀疑：这到底是一个养生保健的方法，还是一个治病的方法？

　　在认识到了经络系统的治病作用，同时明白了"312"经络锻炼疗法的巨大作用之后，接下来要做的便是持之以恒地将"312"经络锻炼法坚持下去。因为同体育锻炼一样，"312"虽然说是一种很简单的锻炼方法，但是如果您要想健康长寿的话，不去做"312"经络锻炼的话，长寿的目的实际上是达不到的。

　　即便是在没有病的时候也要坚持对"312"经络锻炼法进行练习，不要等到有病的时候再后悔。人是有思想的，活在这个世界上，总是会想要活得健康，活得更好一些，活得更长久一些，对人类的贡献能够更大一点，人人都有这种心理。如果要有这种心理的话，首先便要保证自己不得病才行，所以坚持进行锻炼也就显得更加重要了。

附录 十二经络的穴位分布图

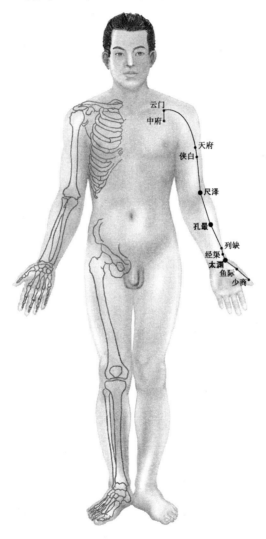

云门
中府
天府
侠白
尺泽
孔最
列缺
经渠
太渊
鱼际
少商

手太阴肺经

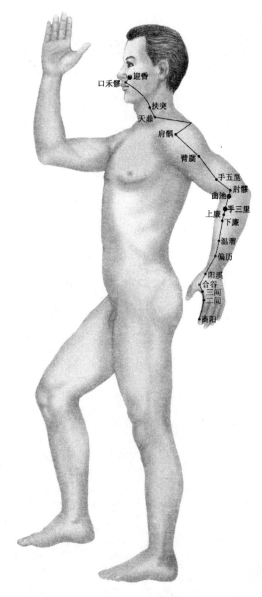

迎香
口禾髎
扶突
天鼎
肩髃
臂臑
手五里
肘髎
曲池
手三里
上廉
下廉
温溜
偏历
阳溪
合谷
三间
二间
商阳

手阳明大肠经

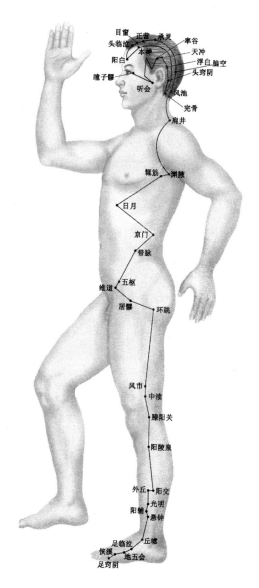

目窗 正营 承灵
头临泣 率谷
阳白 本神 天冲
浮白 脑空
瞳子髎 头窍阴
听会 风池
完骨
肩井
辄筋 渊腋
日月
京门
带脉
五枢
维道
居髎 环跳
风市
中渎
膝阳关
阳陵泉
外丘 阳交
光明
阳辅 悬钟
足临泣 丘墟
侠溪
地五会
足窍阴

足少阳胆经

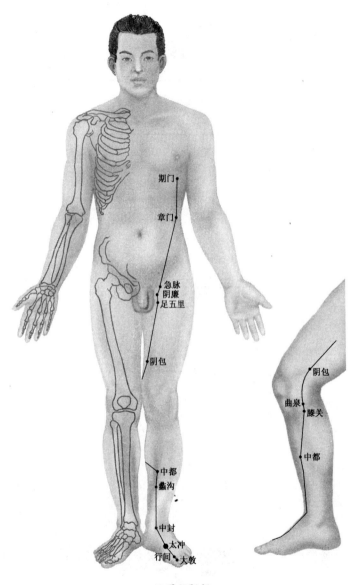

期门
章门
急脉
阴廉
足五里
阴包
中都
蠡沟
中封
太冲
行间 大敦

阴包
曲泉 膝关
中都

足厥阴肝经

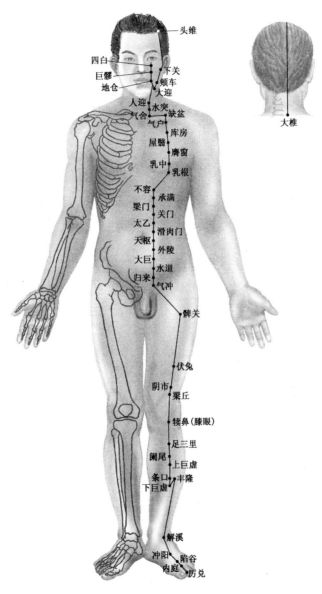

头维
四白
巨髎
地仓
下关
颊车
大迎
人迎
水突
气舍
缺盆
气户
库房
屋翳
膺窗
乳中
乳根
不容
承满
梁门
关门
太乙
滑肉门
天枢
外陵
大巨
水道
归来
气冲
髀关
伏兔
阴市
梁丘
犊鼻(膝眼)
足三里
阑尾
上巨虚
条口
丰隆
下巨虚
解溪
冲阳
陷谷
内庭
厉兑
大椎

足阳明胃经

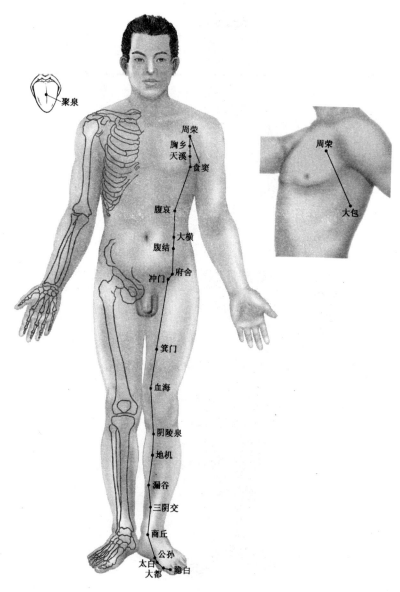

聚泉

周荣
胸乡
天溪
食窦
腹哀
大横
腹结
府舍
冲门
箕门
血海
阴陵泉
地机
漏谷
三阴交
商丘
公孙
太白
大都
隐白

周荣
大包

足太阴脾经

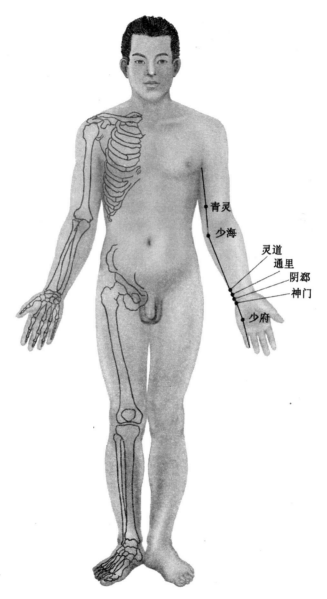

青灵
少海
灵道
通里
阴郄
神门
少府

手少阴心经

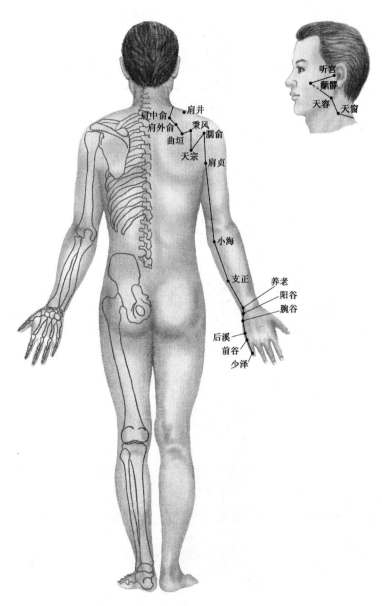

肩井
肩中俞
肩外俞
秉风
臑俞
曲垣
天宗
肩贞
小海
支正
养老
阳谷
腕谷
后溪
前谷
少泽

听宫
颧髎
天容
天窗

手太阳小肠经

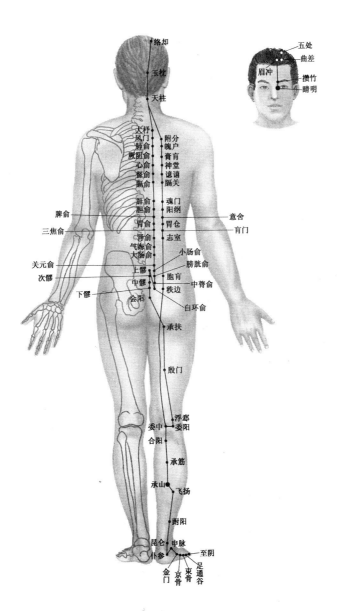

五处
曲差
眉冲
攒竹
睛明

络却
玉枕
天柱

大杼
风门
肺俞
厥阴俞
心俞
督俞
膈俞

附分
魄户
膏肓
神堂
譩譆
膈关

肝俞
胆俞
脾俞
胃俞
三焦俞
肾俞
气海俞
大肠俞

魂门
阳纲
意舍
胃仓
肓门
志室

关元俞
次髎

上髎
中髎
下髎
会阳

小肠俞
膀胱俞
胞肓
中膂俞
秩边
白环俞

承扶

殷门

浮郄
委阳
委中
合阳

承筋

承山
飞扬

跗阳

昆仑
仆参
金门
京骨
束骨
申脉
至阴
足通谷

足太阳膀胱经

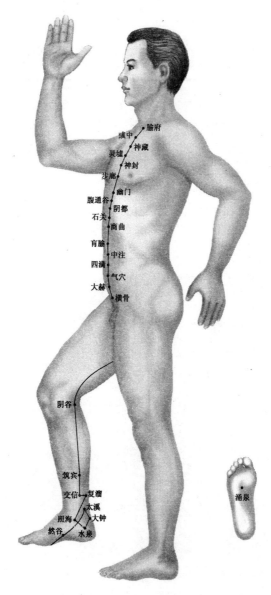

俞府

彧中　神藏

灵墟　神封

步廊

　　幽门

腹通谷　阴都

石关　商曲

肓俞　中注

四满　气穴

大赫　横骨

阴谷

筑宾

交信　复溜

　　太溪

照海　大钟

然谷　水泉

涌泉

足少阴肾经

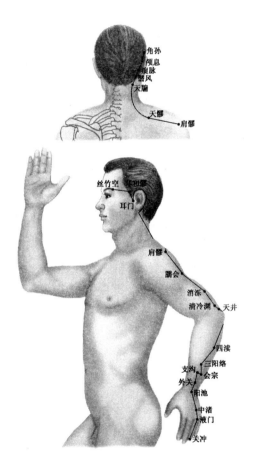

角孙
颅息
瘈脉
翳风
天牖
天髎
肩髎

丝竹空　耳和髎
耳门
肩髎
臑会
消泺
清冷渊　天井
四渎
支沟　三阳络
会宗
外关
阳池
中渚
液门
关冲

手少阳三焦经

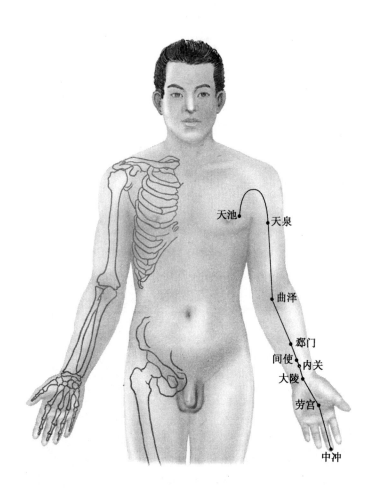

天池
天泉
曲泽
郄门
间使
内关
大陵
劳宫
中冲